AF476457

HYGIÈNE

DU

CULTIVATEUR

PAR

LE Dr AUGUSTE MILLET

(DE TOURS)

MÉDECIN DE LA COLONIE AGRICOLE ET PÉNITENTIAIRE DE METTRAY

OUVRAGE COURONNÉ EN 1861

PAR LA SOCIÉTÉ DES SCIENCES ET ARTS DE POLIGNY (JURA)

L'homme est de glace aux vérités,
Il est de feu pour les mensonges.

(*Lafontaine, liv.* IX, *f.* VI.)

PARIS

LIBRAIRIE AGRICOLE DE LA MAISON RUSTIQUE

26, RUE JACOB, 26

1862

TO MY FRIEND

L. OXENFORD

Separated on earth, shall we be united in heaven?

Dr AUGUSTE MILLET.

TOURS. — IMPRIMERIE J. BOUSEREZ.

INTRODUCTION.

L'hygiène agricole a jusqu'à ce jour peu préoccupé les hommes spéciaux, et cependant y a-t-il une classe plus digne d'intérêt que celle des agriculteurs? Sans l'agriculture, que deviendrait la France? que deviendrait le monde? La Société des sciences et arts de Poligny (Jura), comprenant combien cette lacune dans l'hygiène des diverses professions est regrettable, a résolu de s'adresser à tous les médecins hygiénistes, et de leur demander, pour le concours qu'elle avait institué en 1861, un pétit traité d'hygiène agricole.

Sept mémoires sont parvenus au secrétariat de ce corps savant.

Le nôtre a été placé au premier rang. Une médaille de première classe nous a été décernée, et cette Société a beaucoup insisté pour que le travail couronné fût livré à la publicité.

Nous avons donc dû céder devant ces instances réitérées. Nous avons alors, profitant des excellents conseils de M. le docteur Rouget (d'Arbois), rapporteur du concours, revu notre œuvre avec soin; nous y avons fait de notables additions. Nous nous sommes efforcé d'adoucir ce qu'il y avait de trop amer dans notre langage, en présence de la négligence, de l'incurie dont cette classe presque privilégiée aujourd'hui fait preuve en maintes circonstances. Nous avons fait en sorte d'imposer silence aux sentiments pénibles qui nous animent à la vue des maladies, des infirmités que cette classe, entourée de toutes les sympathies du gouvernement, ne prévient pas ou ne cherche pas à prévenir, soit par défiance, soit par ignorance, soit par avarice. Y a-t-il rien de plus misérable que la chaumière des paysans de la Sologne? Y a-t-il rien de plus sale que celle des paysans du Doubs, de l'Allier, de la Mayenne, de la Somme, etc., etc.? Elles ne valent pas mieux, au dire de tous ceux qui les ont visitées, que les huttes des sauvages!

Trouve-t-on chez d'autres hommes plus d'insouciance pour conserver leur santé? En cas de maladie, n'iront-ils pas prendre conseil des médicastres, des charlatans, des rebouteurs; et ne négligeront-ils pas de demander avis à un médecin éclairé? Ont-ils la moindre notion des soins de propreté; ou, s'ils les connaissent, les mettent-ils en pratique?

Pour tâcher de remédier à cet ordre de choses, nous avons rassemblé tout ce que nous avions de patience, de calme, de conviction, afin de diriger les cultivateurs dans la voie nouvelle que nous voulons leur faire suivre. Serons-nous assez heureux pour réussir dans notre entreprise? Nous n'osons nous en flatter. Que messieurs les ecclésiastiques et messieurs les grands agriculteurs veuillent bien nous seconder, nous ferons alors quelque bien. Nous mettons ce petit livre sous leur protection. Ils y trouveront du reste des préceptes et des conseils qui pourront, nous le croyons, leur être de quelque utilité.

Si notre tentative échoue, elle aura peut-être eu un côté avantageux, celui d'entraîner sur cette route non encore frayée des hommes plus capables que nous, dont la voix plus autorisée que la nôtre persuadera et convaincra, dans un temps plus ou moins éloigné, les habitants des campagnes que nous allons nous efforcer d'arracher à l'affreuse routine dont, en dépit de tout progrès, ils sont tributaires depuis tant de siècles !

Ce petit traité, qui ne renferme à dessein ni notions d'anatomie, ni notions de physiologie, n'est point une simple compilation. Nous y avons émis avec grande indépendance des opinions et des idées qui nous appartiennent complètement. Cependant nous avouons avoir puisé aux meilleures sources, et nous mentionnerons comme ayant été plus particulièrement consultés avec fruit par nous, et comme nous ayant fourni des matériaux plus ou moins considérables :

1° Le rapport si remarquable de M. le docteur Rouget (d'Arbois) sur le concours d'hygiène institué en 1861, par la Société des sciences et arts de Poligny.

2° Les notions d'hygiène pratique, par M. Bourdon.

3° Le dictionnaire d'hygiène publique, de M. A. Tardieu.

4° Le traité d'hygiène, de M. Michel Lévy.

5° Le précis d'hygiène pratique, du docteur Lebêle; ouvrage dont nous faisons le plus grand cas.

6° Le traité élémentaire d'hygiène, de M. Becquerel.

7° Les études de l'homme dans l'état de santé et dans l'état de maladie, par M. Réveillé-Parise.

8° L'hygiène du corps et de l'âme, par M. Simon.

9° L'hygiène de l'âme, par M. le baron de Feuchtersleben.

Nous regardons comme un acte de probité et de justice de rendre à chacun ce qui lui appartient (*suum cuique*). Nous n'avons pu faire de citations et renvoyer aux divers traités que nous venons d'énumérer, toutes les fois que nous avons trouvé une idée ou une opinion à notre convenance; notre genre d'ouvrage ne le comportait pas, mais nous croyons qu'il était rigoureusement de notre devoir de mentionner spécialement dans cette introduction les ouvrages auxquels nous avions fait des emprunts.

HYGIÈNE

DU

CULTIVATEUR

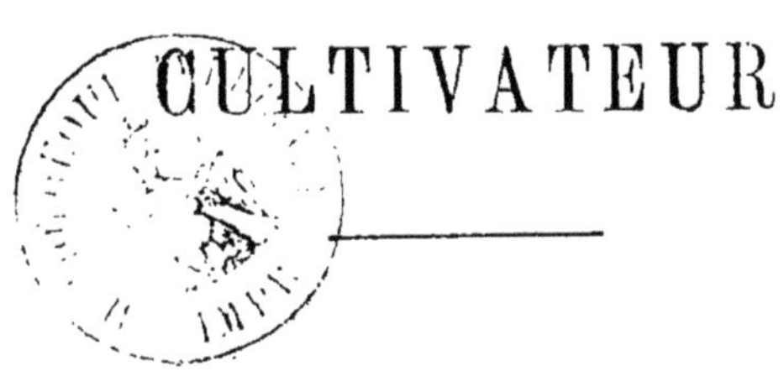

La santé dont jouissent les habitants des campagnes est un bien dont ils ne sentent la valeur que d'une manière indirecte : elle est en eux comme un trésor qui leur semble inépuisable; dès lors est-il surprenant qu'ils en usent et qu'ils en abusent. Ces hommes viennent-ils à être malades, ils réfléchissent aux excès de travail et aux écarts de régime qu'ils ont commis; mais la convalescence a-t-elle fait place à la maladie, qu'ils oublient tout ménagement, toute prudence; et que de nouveau ils font tout ce qu'il faut pour compromettre leur santé. Vient-on à les avertir qu'ils aient à ménager leurs forces ou leur vie, les prévenant des chances fâcheuses auxquelles ils s'exposent, ils sourient, et n'éprouvent aucun doute sur l'avenir. Ils se sentent bien portants, donc cet état ne changera pas : il avait lieu hier, il est aujourd'hui, donc il sera demain, après demain, toujours. N'est-ce pas un phénomène moral véritablement étonnant que cette indifférence sur la maladie, que cet oubli de la mort, dans lesquels vivent tous les hommes? Et faut-il être surpris, après cela, que les traités d'hygiène soient si peu appréciés par les masses.

Qu'est-ce donc que l'*hygiène?* C'est l'art de conserver et d'améliorer la santé, ou, si on l'aime mieux, *de vivre vieux et bien portant.* Mais, pour vivre vieux et bien portant, il y a certaines conditions générales, certaines exigences à remplir, que nous allons faire connaître, et qui constituent tout le secret pour conserver la santé. Cependant, si malgré ces précautions la santé venait à être troublée, il y aurait encore quelques règles d'hygiène à suivre pendant la maladie.

Nous diviserons notre sujet en deux parties :

Dans la première, intéressant l'homme en bonne santé, nous parlerons successivement :

1° De l'air.
2° Des vêtements.
3° Des habitations.
4° Du régime alimentaire.
5° Des soins de propreté.
6° De l'exercice corporel.
7° De la culture intellectuelle.
8° Des passions.
9° De certains troubles de l'âme.
10° Du travail et du repos.
11° De l'hygiène de la grossesse, de l'accouchement, des suites de couches et de l'allaitement.

La seconde partie comprendra quelques notions sur l'hygiène de l'homme dans les indispositions, dans les maladies et dans les épidémies.

PREMIÈRE PARTIE

HYGIÈNE DE L'HOMME EN BONNE SANTÉ

CHAPITRE PREMIER

DE L'AIR

L'*air* est ce fluide qui nous enveloppe de toutes parts, et que nous respirons.

Cet air est *pur* ou *vicié*.

L'*air pur* est celui que l'on rencontre le plus habituellement et au milieu duquel nous vivons : il peut être *froid et sec*, *froid et humide*, *chaud et sec*, *chaud et humide*, chargé d'électricité, etc.

L'*air froid et sec*, que l'on respire en hiver, agit différemment sur les divers individus, suivant leur constitution, et suivant leur état de santé. Mais, en général, il resserre la peau, contracte les vaisseaux capillaires, et donne à la physionomie cette coloration toute particulière, bleuâtre ou violacée.

A l'intérieur, le froid détermine de l'oppression et de la toux.

Si l'action de l'air froid et sec se prolonge, il amène des accidents, qui, commençant par le refroidissement des extrémités, se terminent par la congélation des parties saillantes et éloignées du cœur (nez, oreilles, pieds, mains).

On combat l'action du froid sec à l'aide de vêtements chauds, à l'aide du feu, à l'aide d'exercices plus ou moins violents, et à l'aide d'une alimentation très-copieuse et très-substantielle.

Dans la désastreuse retraite de Russie, le froid fit périr en plus grand nombre les soldats amaigris par l'abstinence et privés d'aliments nourrissants. Le capitaine Ross a vu la santé de son équipage varier en proportion des provisions dont il pouvait disposer : aussi prescrit-il d'augmenter considérablement les rations de vivres pour les expéditions polaires, et de régler en partie le choix des matelots sur la voracité de leur appétit et l'étendue de leurs capacités digestives.

L'*air froid et humide* est en général malsain, il expose à une foule de maladies les individus qui n'ont pas de précautions et qui ne savent pas se prémunir contre lui. Il faut remédier à l'humidité par des vêtements convenables, par des chaussures imperméables et bien sèches.

Lorsqu'on est en sueur, il ne faut pas s'arrêter, mais continuer de travailler. Si les vêtements sont imprégnés de pluie, il faut en changer au plus tôt, et avoir soin de faire chauffer ceux que l'on va endosser. On se trouvera bien aussi de boire soit une infusion de tilleul, soit une infusion de feuilles d'oranger, chaudes.

L'*air chaud et sec* est salutaire et tonique pour les personnes un peu molles : il surexcite les personnes nerveuses. On conseille alors quelques bains tièdes ou de rivière, de se soustraire à l'action du soleil, ce qui est impraticable pour les habitants des campagnes, et d'avoir recours à une alimentation douce.

L'*air chaud et humide* amollit, provoque la transpiration, fait perdre l'appétit. On y remédie en portant des vêtements très-légers et de couleur blanche ou grise, en prenant des bains de rivière, en ayant un régime alimentaire léger et de facile digestion, composé de laitage, d'œufs frais, de viandes blanches, de fruits acidules, etc. On s'abstiendra d'ingérer des boissons très-froides, le corps étant en sueur.

La meilleure boisson pour les ouvriers ou les habitants des campagnes est celle-ci :

Infusion de café. .	un litre.
Alcool.	quatre litres.
Mélasse.	quatre kilogrammes.
Eau.	deux cent cinquante litres.

L'*air chargé d'électricité* occasionne beaucoup de malaise; par un temps d'orage on respire mal, on suffoque, on est agacé. Joignez à cela l'influence de la peur sur certains individus lorsque le tonnerre gronde.

Un orage vient-il à éclater, il faut que les enfants, les ouvriers, les cultivateurs ou les voyageurs qui sont en plein air, évitent de rester sur des points culminants, autour de très-hauts édifices non munis de paratonnerres. Il faut surtout qu'ils se gardent de se mettre à l'abri sous des arbres. Il ne faut pas courir.

Pour ceux qui sont dans leurs habitations, ils doivent soigneusement fermer les portes et les fenêtres, et éviter les courants d'air.

Est-il besoin d'ajouter que la coutume de sonner les cloches en temps d'orage est très-fâcheuse et expose aux plus grands malheurs.

Le grand air dont jouissent les habitants des campagnes est utile aux ouvriers qui sont confinés pendant six jours de la semaine dans des ateliers ou des manufactures, où l'air est souvent vicié : aussi ne saurait-on trop les engager à profiter de leur dimanche, pour aller avec leur famille prendre l'air hors des villes et sur quelques coteaux.

L'*air* peut être *vicié par l'encombrement*, par un *trop grand développement de chaleur*, par la mauvaise habitude qu'ont certains habitants de la campagne de renfermer dans leurs chambres des *animaux*, des *plantes* ou des *fruits*. On comprend facilement quels sont les remèdes à apporter à cette viciation de l'air.

L'air peut être aussi altéré par son mélange avec des poussières, soit minérales, soit végétales, soit animales. Il faut, dans tous ces cas, combattre aussi efficacement que possible cette viciation de l'air, et surtout s'astreindre à des soins de propreté excessifs et même minutieux.

Le gaz acide carbonique, le gaz de l'éclairage, le gaz des fosses d'aisances, le gaz des mineurs peuvent encore vicier l'air en se mélangeant à lui, et donner lieu aux plus terribles accidents.

Les émanations qui ont lieu dans les maisons récemment construites et qui sont produites soit par la chaux, soit par le plâtre, soit par les bois de construction, soit par les peintures ou par les vernis, ne sont pas non plus sans danger. L'humidité des murs étant d'ailleurs la cause principale de l'insalubrité des nouvelles constructions, on doit faire en sorte de ne les habiter que lorsqu'elles sont parfaitement sèches. Si, par suite de circonstances impérieuses, on était contraint de s'y installer, il ne faudrait pas omettre de faire continuellement, c'est-à-dire nuit et jour, par les temps mauvais et humides, un très-grand feu dans les chambres à coucher, et il faudrait ouvrir dans le jour, par un temps sec et clair, bien entendu, portes et fenêtres.

Les habitants de la campagne ont la funeste habitude d'*essuyer les plâtres*, comme ils le disent; et ils sont alors aux prises avec des douleurs, avec des catarrhes pulmonaires, des maux de gorge, etc.

Il arrive journellement que les cultivateurs sont appelés à mettre en culture des marais ou des étangs desséchés : il y a là des causes d'insalubrité nombreuses contre lesquelles ils devront être en garde; il ne faudra jamais commencer ces sortes de travaux à jeun, et s'arranger de façon à ne pas faire des journées trop longues : s'il est possible d'interrompre ce travail plusieurs fois par jour, ce sera chose excellente; mais il y aura souvent aussi impossibilité, et alors pourront naître des fièvres intermittentes et des fièvres typhoïdes.

Il y aurait mêmes inconvénients et mêmes dangers pour les cimetières nouvellement mis en culture.

On a dit que les émanations des végétaux étaient également pernicieuses. Il faudra redouter pendant les chaleurs de l'été de s'asseoir dans les champs, à l'ombre d'un arbre très-touffu, d'un noyer, par exemple, pour prendre son repas, surtout si le corps est en sueur ; il faudra également s'abstenir de se livrer au sommeil dans ces mêmes conditions; et malheureusement c'est là ce qui a lieu habituellement : nous voyons tous les ans mourir poitrinaires des jeunes gens de l'un et de l'autre sexe qui ont contracté, pour s'être laissés aller à ce besoin, des rhumes dont ils ne se sont pas d'abord préoccupés, et qui ont fini par prendre un degré de gravité telle, que la mort en est résultée. N'allez pas croire cependant que l'odeur du noyer soit préjudiciable à la santé, mais c'est que l'ombrage et la fraîcheur que cet arbre répand autour de lui, ont amené une suppression de la transpiration : et, tous, vous savez quelles sont les conséquences de cette suppression.

Si le noyer et si d'autres grands arbres ne jouissent pas par eux-mêmes de propriétés malfaisantes, par suite des émanations auxquelles ils donnent lieu, on ne peut en dire autant de certaines fleurs. Tout le monde sait que les gens de la campagne cueillent, le soir, les fleurs qu'ils doivent le lendemain de grand matin porter à la ville, pour orner soit les salons du riche, soit la chambrette de l'ouvrière. Souvent ils ne disposent que d'une chambre et ils entassent imprudemment dans cette chambre une grande quantité de fleurs excessivement odorantes, telles que narcisses, jacinthes, seringas, lilas, roses, lys, violettes, juliennes, jasmins, etc., etc. ; alors il en résulte et pour eux, et pour toute leur famille, et pour leurs enfants principalement, des accidents tels que maux de tête, étourdissements, syncopes et même asphyxie. Nous avons donné des soins à une jeune fille nerveuse et impressionnable qui, pour avoir séjourné pendant la nuit dans une chambre où il y avait plusieurs branches de laurier-rose, fut prise d'accidents nerveux qui mirent plusieurs mois avant de se dissiper. Qu'on le sache donc bien, il y a danger à laisser dans une chambre à coucher des fleurs, qu'elles soient ou qu'elles ne soient pas odorantes, qu'elles soient en bouquet ou en pot.

Ce que nous disons des fleurs, nous devons également le dire des fruits. Nous proscrivons donc les fruits et nous les éloignons des chambres à coucher : nous ne permettons jamais, sous quelque prétexte que ce soit, qu'on amoncèle des poires, des pommes, des coings, etc., dans une chambre ou dans un lieu où l'on doit se livrer à un repos prolongé, au sommeil pendant la nuit.

Nous recommandons avec instance de ne jamais faire égoûter et faire dessécher dans la chambre à coucher, des fromages en certaine quantité ; et cependant cela a constamment lieu dans les campagnes, malgré nos incessantes prières. Ces émanations ne sont pas seulement d'une odeur repoussante, mais en viciant l'air, elles le rendent délétère.

Il faut également éviter de faire sécher pendant la nuit, dans une chambre à coucher, les linges que l'on a été obligé d'aller laver durant le jour, et qu'on n'a pu étendre au dehors, parce que le temps a été pluvieux ou trop froid.

L'air peut encore être vicié par des miasmes. Et d'abord, qu'entend-on par miasmes? Les miasmes sont des émanations subtiles, volatiles, insaisissables, impalpables, qui engendrent une grande partie des maladies épidémiques et contagieuses.

Nous parlerons successivement des miasmes engendrés par les marais, par les matières animales ou végétales en putréfaction, et par les malades.

Les marais, c'est-à-dire des flaques d'eau croupissantes et stagnantes, sont susceptibles de donner lieu à des émanations délétères, émanations qui font naître des accidents plus ou moins redoutables, des fièvres intermittentes, des fièvres typhoïdes, des dyssenteries, etc., etc. Les marais ont fait périr plus d'hommes qu'aucun autre fléau; ils ont détruit plus d'une armée, dépeuplé plus d'un pays, effacé du sol et presque de la mémoire des hommes, plus d'une ville jadis florissante. Un voyageur, visitant les pâles habitants du bassin Pontin, demandait à l'un d'eux comment ils pouvaient y vivre : « *Nous ne vivons pas, nous mourons.* » Cette lugubre réponse peint d'un trait les populations si nombreuses sur le globe, qui languissent en proie au fléau permanent des émanations marécageuses.

Pour ce qui est des marais, des étangs, des fossés pleins d'eau, etc., il faut que l'autorité départementale ait soin d'en faire effectuer le curage, non pas pendant les excessives chaleurs de l'été, comme cela se pratique ordinairement, mais bien pendant l'automne ou pendant le printemps; et si ce curage doit avoir lieu deux fois par an, on peut le fixer : 1° dans le courant ou vers la fin du mois d'avril; 2° dans le courant ou vers la fin du mois d'octobre : alors il n'y aura pas autant à redouter l'influence des miasmes qui s'exhaleraient de ces boues que l'on a l'habitude déplorable de laisser étalées sur les bords des étangs, des marais ou des fossés, et qui restent ainsi exposées pendant les chaleurs à l'action d'un soleil brûlant. Aussi, tous ceux qui ont leurs habitations dans le voisinage de ces flaques d'eau peuvent-ils ressentir les influences pernicieuses de ces curages, intempestivement pratiqués. Nous avons vu maintes et maintes fois la dyssenterie épidémique, ainsi que la fièvre typhoïde, être le résultat de ces malencontreux curages, ou bien se montrer quand ces marais qui n'avaient pas été curés, étaient desséchés par les ardeurs du soleil du mois de juillet ou du mois d'août. C'est donc là un point excessivement important dans l'hygiène des campagnes, puisque des villages, des hameaux sont parfois décimés par des maladies horriblement meurtrières, ne reconnaissant pas d'autre cause.

Les personnes qui habitent dans le voisinage de ces lieux insalubres, doivent éviter de sortir le matin à jeun; elles doivent prendre la précaution de se vêtir chaudement et même de porter de la flanelle ou de la laine sur la peau : elles doivent avoir une nourriture très-réparatrice, presque exclusivement composée de viandes noires; elles doivent faire usage de vin, de café à leurs principaux repas.

Si malgré ces précautions, la fièvre apparaît, ou si quelque autre phénomène morbide se manifeste, il faut recourir tout de suite aux conseils et aux lumières d'un médecin; car les fièvres sont quelquefois d'autant plus difficiles à combattre, qu'elles sont plus invétérées.

Les animaux morts et en putréfaction, laissés sur le sol ou enfouis à une petite profondeur, sont susceptibles de donner lieu à des émanations malfaisantes, surtout pendant les chaleurs de l'été. Il faut donc faire déposer dans des fosses profondément creusées, et loin de toute habitation, les animaux crevés.

Les cadavres humains que l'on conserve dans les maisons, en attendant leur inhumation, peuvent également donner lieu à des émanations fâcheuses, surtout lorsque les individus sont morts de maladies épidémiques ou contagieuses, et qu'ils ont conservé un grand embonpoint.

Si c'est pendant l'été, il faut fermer avec soin, durant le jour, toutes les ouvertures par lesquelles le soleil et la chaleur peuvent pénétrer. Durant la nuit, on tiendra les fenêtres entr'ouvertes.

Pendant l'été comme pendant l'hiver, on recommandera de ne laisser qu'un simple drap sur le cadavre, et non pas couvertures et courte-pointe comme cela se pratique toujours dans les campagnes, et on contraindra ceux qui font la veillée du corps de ne faire que très-peu de feu en hiver.

Si les individus sont morts de maladies épidémiques ou contagieuses, il est nécessaire que ceux qui veillent le corps ne restent que très-peu d'heures près du cadavre, et se fassent remplacer de temps en temps : ils devront user de boissons toniques, d'aliments réparateurs, pendant la nuit surtout, sans en faire abus toutefois; car il y aurait faute double : 1° contre la tempérance; 2° contre le respect dû aux morts.

Les fumiers, auxquels on fait si peu d'attention dans les campagnes, et qui sont situés au-devant des habitations, ou attenant à ces habitations, sont des causes réelles et incessantes d'insalubrité. Pourquoi l'autorité départementale ne recommanderait-elle pas expressément, par un arrêté, après avoir consulté les comités d'hygiène institués dans chaque département, que les fumiers fussent éloignés de toute habitation, et ne ferait-elle pas connaître qu'il est indispensable de prendre toutes les précautions nécessaires pour que les liquides qui en découlent, ne croupissent pas sur la voie publique, ou ne soient pas entraînés par les pluies dans des mares stagnantes, dans lesquelles les animaux, les vaches surtout, vont boire. En Touraine, on assiste tous les jours à des monstruosités de ce genre, et on ne s'en préoccupe pas. Combien doit être excellent le lait d'une vache qui a ingurgité un semblable breuvage, et qui tous les jours se désaltère au même foyer d'infection !.... Qu'on ne croie pas que nous faisons du roman, nous pourrions citer les communes où d'ignobles mares de cette nature existent, et dans lesquelles les vaches viennent journellement s'abreuver !

Les malades atteints de variole, de dyssenterie, de choléra, de fièvre typhoïde, de suette, etc., etc., laissent échapper des miasmes qui sont loin d'être sans danger pour les personnes qui séjournent pendant longtemps (la nuit surtout) près d'eux. C'est en s'astreignant aux préceptes d'une bonne hygiène qu'on parvient le plus ordinairement à se préserver de leurs funestes effets : il faudra ne pas séjourner plus de deux ou trois heures de suite près des malades; aller se plonger, en sortant de là, dans un bain d'air pur, et y reste plus ou moins de temps, suivant la saison et suivant la température; avoir un excellent moral; se nourrir très-convenablement, goûter quelques heures de repos dans une chambre séparée de celles des malades, etc.

CHAPITRE II

DES VÊTEMENTS

Dès les premiers temps de la création, l'homme éprouva le besoin de garantir son corps des influences physiques nombreuses auxquelles il pouvait être exposé. Telle fut l'origine des vêtements qui, d'abord simples et grossiers, se perfectionnèrent à mesure que la civilisation fit des progrès.

Sous la dénomination de vêtements, nous comprendrons le linge de corps et toutes les autres parties de l'habillement. Nous dirons donc un mot, du *gilet de flanelle*, de la *chemise*, du *caleçon*, de la *cravate*, du *corset*, des *bas*, des *jarretières*, des *chaussures*, de la *coiffure*, du *pantalon*, des *bretelles*, du *gilet*, de la *veste*, *habit*, *redingote* ou *paletot*, de la *blouse*, de la *limousine*, et des *vêtements en caoutchouc*, dits *vêtements imperméables*.

Le *gilet de flanelle* est un vêtement en laine que les personnes non-seulement délicates, mais encore que les personnes astreintes à un travail pénible devraient constamment porter; malheureusement ce vêtement n'est pas encore vulgarisé autant qu'il devrait l'être, et si dans la classe riche, dans la classe aisée, tant de jeunes filles meurent poitrinaires, c'est assurément parce qu'au sortir des bals ou des concerts, elles n'avaient pas de flanelle sur la peau. Mais laissons les citadins et ne nous occupons que des campagnards. A la campagne, que de causes de refroidissements ! Que de causes d'insalubrité sans cesse renouvelées !... Et cependant on rirait d'un jeune paysan qui endosserait un gilet de flanelle pour aller labourer, pour aller bêcher, pour aller faucher, pour aller faner, pour aller moissonner, pour aller vendanger, etc., etc., dans la crainte d'un refroidissement. Il nous est maintes fois arrivé de conseiller des gilets de flanelle à la suite de rhumes intenses, à la suite de pleurésies, soit chez des hommes, soit chez des femmes habitant la campagne et se livrant aux rudes travaux de l'agriculture, et jamais nous n'avons pu vaincre leurs répugnances. « C'est bon pour vos petites madames », nous répondaient-ils en ricanant, et ils ne faisaient aucune concession. Si par hasard la santé se montrait trop compromise chez certaines jeunes filles ; si leurs parents les trouvaient trop pâles, trop chétives, trop frêles, trop délicates pour s'exposer à un si pénible labeur que celui auquel elles étaient soumises, ils les condamnaient alors au gilet de flanelle, mais ils leur interdisaient en même temps les travaux des champs et les contraignaient à embrasser la profession de lingère ou de couturière. Un air pur eût pu les fortifier, leur faire du bien, un exercice modéré eût pu leur être salutaire, il fallait qu'elles s'astreignissent à rester confinées durant tout le jour, c'est-à-dire du matin au soir, dans des logements souvent insalubres, puisqu'elles n'avaient pas la force de travailler au grand air. Nous ne craignons pas d'avancer que, dans nos contrées, sur mille agriculteurs, on n'en trouverait pas vingt portant de la flanelle sur la peau, quoique parmi eux il y ait des gens riches à plusieurs centaines de mille francs, et des individus prédisposés à devenir poitrinaires.

La crainte de la dépense est encore une cause de la non-adoption du gilet de flanelle. On allègue pour raison, et cette raison est fausse, qu'une fois cette habitude contractée, il faut en subir les conséquences, et porter la flanelle à tout jamais. Ce qu'il y a de vrai, c'est qu'il ne faut jamais cesser de porter des gilets de flanelle sans prendre l'avis de son médecin.

Appliquée sur la peau, la flanelle empêche les refroidissements en absorbant la sueur. Il faut que tous ceux qui sont assujettis à se vêtir de flanelle soient bien pénétrés de l'importance qu'il y a d'en changer au moins tous les huit ou dix jours en hiver, et tous les quatre à cinq jours en été, alors que la transpiration est très-abondante. Il serait bon même d'en changer matin et soir, c'est-à-dire d'avoir un gilet de flanelle pour la nuit et un autre gilet pour le jour; on pourrait alors les garder pendant environ quinze jours avant de les faire laver.

La flanelle doit être nettoyée avec beaucoup de précaution dans de l'eau de savon très-peu chaude; c'est un talent que de savoir bien laver un gilet de flanelle, surtout lorsqu'il a été imprégné de sueur pendant longtemps.

La *chemise* est une des parties essentielles de l'habillement, elle est faite de tissu de fil de lin ou de coton. Les gens de la campagne qui ne veulent pas entendre parler du gilet de flanelle, ne devraient jamais porter que des chemises de coton, et non pas de ces chemises en grosse toile jaune dont le tissu roide est susceptible d'écorcher la peau la moins sensible. Avec des chemises de coton, ils n'auraient pas tant à redouter le refroidissement qui se manifeste lorsque, le corps étant en transpiration à la suite d'un travail pénible, une rafale de vent, un grain ou un orage survient, les surprend et les glace. Mais la chemise de coton, d'un prix moindre que la toile, s'use cependant beaucoup trop vite au gré des cultivateurs, c'est pour cela qu'ils la repoussent encore.

Les hommes doivent faire confectionner leurs chemises de manière à ce qu'elles serrent modérément le cou et les poignets. Ils devront aussi ne pas négliger d'en fermer exactement l'ouverture antérieure, de manière à ce que la poitrine ne soit pas exposée, suivant la saison, au froid ou aux rayons du soleil.

Les chemises de femme devraient également être faites en

tissu de coton, être peu échancrées par le haut, et garnies d'une coulisse qui ferait froncer ce vêtement au bas du cou. Elles devraient être munies de manches longues à poignet pour l'été, afin de soustraire les bras à l'action d'un soleil quelquefois trop ardent, et d'éviter ainsi les coups de soleil, les érysipèles, les piqûres, etc.

Les hommes et les femmes devront changer de chemise aussi souvent que possible, surtout durant l'été; car ces vêtements, étant constamment appliqués sur la peau, sont toujours imprégnés de sueur. Ce ne sera pas trop demander que de conseiller aux cultivateurs ou aux ouvriers des campagnes de mettre une chemise blanche deux fois par semaine en été, et une fois en hiver. Nous leur recommandons surtout de ne pas attendre que leur chemise les quitte, comme nous avons pu l'observer quelquefois chez certaines bourgeoises même très-riches.

Ceux qui pourront changer de linge de corps le soir en se couchant, et avoir une chemise de nuit, feront bien de s'astreindre à cette excellente habitude, car leur chemise de jour aura le temps jusqu'au lendemain de se sécher, et de perdre les émanations dont elle était imprégnée.

Les chemises doivent toujours être blanches de lessive; elles ne seront endossées qu'autant qu'elles seront parfaitement sèches.

Si, après un travail excessif, la chemise était par trop imprégnée de sueur, il ne faudrait pas s'exposer à aller s'asseoir à l'ombre d'un arbre, d'un noyer par exemple, pour prendre son repas; il ne faudrait pas s'arrêter dans un courant d'air, rester inactif sur un point culminant, etc., etc.; ce qui serait préférable en pareille circonstance si on rentrait chez soi, ce serait de se débarrasser de cette chemise mouillée, et d'en prendre une autre parfaitement sèche, après s'être fait frotter les épaules et la poitrine avec un morceau de laine ou de flanelle. Si la chemise qu'on endosse pouvait être chauffée, ce serait une excellente précaution. On se conduirait de la même façon, si, au lieu d'avoir été imprégnée de sueur, la chemise avait été mouillée par la pluie.

En ne s'astreignant pas aux petites précautions que nous indiquons, on s'expose à contracter des rhumes graves, des fluxions de poitrine, des pleurésies, des douleurs rhumatismales, des maux de gorge ; et souvent ces rhumes sont le point de départ de phthisies qui marchent avec une extrême rapidité.

Nous pourrions ici citer plusieurs noms de jeunes gens ou de jeunes filles devenus poitrinaires à la sortie du bal, le corps étant en sueur ; avec une chemise de coton et un gilet de flanelle, ces infortunés eussent peut-être échappé à la mort !...

On ne saurait trop recommander l'habitude des *caleçons ;* hommes et femmes devraient s'y soumettre ; non-seulement la propreté, mais encore la décence et les bonnes mœurs y seraient intéressées.

Les caleçons seraient soit en toile, soit en coton, soit en flanelle. Ces vêtements devraient être changés et renouvelés très-fréquemment, une, deux ou trois fois par semaine, suivant les besoins.

Aujourd'hui que l'usage de la crinoline s'est généralisé, et que dans nos campagnes toutes les jeunes filles se sont affublées de ce jupon cerclé de fer si incommode et si anti-hygiénique, il est indispensable qu'elles s'assujettissent à porter un caleçon, ou un pantalon fermé, car elles montent constamment dans des échelles, sur des arbres, sur des voitures.

Les femmes du monde se sont astreintes à cette exigence commandée par les graves inconvénients de la crinoline... Les ouvrières et les jeunes filles des campagnes ne pourraient-elles pas imiter ce qu'il y a de moral chez les grandes dames ?... Si nous pouvions dire ici combien de jeunes personnes ont dû de n'être pas violées, seulement parce qu'elles avaient des pantalons fermés !... Mais nous sortirions de notre sujet.

La *cravate* fait partie non-seulement de la toilette de l'homme, mais encore de celle de la femme ; elle est utile pour protéger le cou contre le froid ; elle doit être très-modérément serrée, afin de ne pas apporter d'obstacle au retour du sang du cerveau vers le cœur.

Les femmes, au lieu de cravate, portent des petits fichus en soie ou en laine, ou des rubans ou des velours autour du cou.

Les hommes de la campagne ou les ouvriers qui se livrent à des travaux très-pénibles doivent se débarrasser de leur cravate surtout pendant les chaleurs de l'été.

En hiver, il y aurait quelquefois imprudence à se priver de cette partie du vêtement, malgré les grands efforts auxquels on se livre, surtout si le froid était trop rigoureux, et le vent trop intense et trop vif; car on s'exposerait alors à contracter des maux de gorge.

Il y a une sorte de cravate contre laquelle nous nous élevons, quoique son usage ait été prôné par tous les hygiénistes, c'est le *cache-nez*. Cette cravate en tissu de laine épais, chaud, jetée en plusieurs doubles autour du cou, y entretient une excessive chaleur, une sorte de moiteur même, et lorsqu'on vient à quitter ce vêtement, on est souvent surpris par une sensation de froid qui peut bien n'être pas sans inconvénients sérieux. Nous avons noté maintes fois des maux de gorge très-graves qui ne reconnaissaient pas d'autre cause que celle de la transition brusque du chaud au froid occasionnée par le retrait intempestif de cette cravate anti-hygiénique.

L'usage du *corset* est malheureusement très-généralement répandu, et on trouve aussi bien ce vêtement sur la petite maîtresse que sur la plus humble ouvrière. Toutes les femmes y ont donc recours : nous disons à dessein, toutes les femmes, parce que nous ne voulons pas parler ici des quelques dandys ou des quelques faquins qui en sont arrivés à s'emprisonner le corps dans ces sortes de cuirasses.

Autant est efficace, est utile même, un corset souple et élastique, dépourvu du large buse de baleine ou d'acier, placé à sa partie antérieure, et des nombreuses et dures tiges de baleine ou d'acier dont il est garni et sur les côtés et en arrière : autant l'espèce de cuirasse bardée de lames d'acier ou de baleine, dans laquelle on martyrise les jeunes filles de la ville et de la campagne, est contraire aux lois de l'hygiène.

Les jeunes filles de toutes les classes de la société devraient être affranchies de l'usage du corset jusqu'à ce que leur développement fût complet : et lorsqu'on se déciderait à leur infliger ce vêtement, il faudrait qu'il fût construit d'une manière toute particulière, d'une manière toute spéciale; ainsi, il serait fait en tissu de coutil ou en bazin; il serait largement évasé en bas pour emboîter les hanches; il serait disposé convenablement en haut pour embrasser la poitrine et recevoir et soutenir les seins sans les comprimer, sans les déformer. Pour rien au monde, on ne permettrait l'usage de ces buscs affreux qui occasionnent tant et tant de maux d'estomac; on tolérerait seulement de très-minces et très-étroites baleines, afin que le corset eût un peu de soutien, et on ne serrerait ce vêtement que très-médiocrement : alors disparaîtraient ces tailles de guêpes, qui ne sont produites qu'en altérant profondément la santé, et en déterminant souvent dans le foie et dans d'autres organes des désordres auxquels il est presque toujours impossible de remédier.

Chez les jeunes filles non encore formées et non encore suffisamment développées, le corset devra toujours être remplacé par une simple brassière.

Les *bas* sont un objet de luxe pour les ouvriers des campagnes, à quelque sexe qu'ils appartiennent. Ils ne se décident à mettre des bas que lorsqu'ils s'habillent pour aller à la messe, à la noce ou à quelque assemblée.

Les femmes sont obligées de s'astreindre à cet usage lorsqu'elles viennent à la ville vendre du lait, des fruits, des fleurs, etc.; mais une fois rentrées chez elles, elles s'empressent de se dépouiller de cette partie de leur vêtement.

Les hommes y ont encore moins souvent recours que les femmes; car, portant des sabots ou des souliers, ils se contentent de s'affubler de guêtres en toile ou en coton. S'ils mettent des bottes, ils s'affranchissent de toute autre chaussure, et alors ils se privent et de bas et de chaussettes. Ils ne se doutent pas que l'absence de chaussettes ou de bas expose leurs pieds à de nombreuses déformations, au développement des cors, œils de perdrix, durillons, qui souvent entravent la marche ou la rendent pénible et parfois douloureuse.

Il faut changer très-fréquemment de bas ou de chaussettes, surtout lorsqu'on transpire des pieds; car autrement on répandrait une odeur infecte et repoussante.

Les *jarretières* ne se trouvent guère que chez les femmes, puisque, seules à la campagne, elles portent des bas. On ne saurait trop s'élever contre la déplorable habitude qu'elles ont de se servir, pour tenir leurs bas, de galons ou de ficelles qu'elles serrent immodérément, non pas au-dessus du genou, mais bien au-dessus du mollet ou sur le mollet lui-même, suivant la longueur de leurs bas. Elles ignorent que la constriction exercée à l'aide de ces sortes de jarretières si mal appliquées, les prédispose singulièrement aux varices et à l'enflure des membres inférieurs. Pourquoi ne feraient-elles pas un petit sacrifice pour se procurer une paire de jarretières élastiques ou en caoutchouc? Les ouvriers de la campagne gagnent cependant assez d'argent!.... à eux toute la richesse!.... à eux tout l'or!... aussi achètent-ils pour la plupart des terres, et la misère tend de plus en plus à disparaître des campagnes, et vient se réfugier dans les villes.

Les habitants de la campagne portent pour les travaux des champs de gros *sabots*; c'est là leur unique chaussure en tout temps, qu'il fasse beau ou que le temps soit mauvais, qu'il fasse chaud ou froid. Mais ont-ils une course un peu longue à fournir, un charroi à effectuer à la ville, ils chaussent des *sou-*

liers dont les énormes semelles sont garnies de plusieurs rangées de clous à deux têtes. Vont-ils à la messe, à la noce, à la danse, à quelque foire, ils deviennent coquets et mettent des bottes et parfois des souliers vernis.

Les femmes suivent les mêmes errements que les hommes; et selon leurs occupations, on les voit, soit en sabots, soit en souliers, soit en bottines.

Que les ouvriers des campagnes n'oublient jamais que les sabots, que les souliers, que les bottes, de même que les bottines, que toutes les chaussures, en un mot, ne doivent être, en aucune circonstance, ni trop larges, ni trop étroites, ni trop courtes; sinon, il en résulterait pour les orteils des difformités dont nous avons déjà parlé.

La *coiffure* des hommes de la campagne est, en hiver, une casquette ou un chapeau de feutre, soit de forme ordinaire, soit à larges bords : en été, un chapeau de paille.

La coiffure des femmes est toujours un bonnet dont la forme varie suivant les pays. En Touraine, nos paysannes mettent souvent par-dessus leur bonnet, principalement en hiver, une sorte de coiffe en indienne ou en soie qu'elles désignent sous le nom de *thérèse*.

L'étoffe du *pantalon* varie suivant la saison. En toile ou en coton pendant l'été, il est en laine pour l'hiver.

Les *bretelles* sont proscrites de l'habillement des travailleurs, de ceux surtout qui bèchent ou labourent la terre, qui fauchent, qui moissonnent, qui vendangent, etc., etc. Ils se contentent alors de fixer leur pantalon en le serrant au-dessus des hanches, ou en le maintenant à l'aide d'une *ceinture*.

Cette ceinture, qu'on ait bien le soin de le dire et de le recommander, devra être large et médiocrement serrée, car si elle était mal placée et trop étroite, elle prédisposerait à contracter de bien graves et de bien sérieuses infirmités, des hernies.

Souvent les ouvriers des villes, de même que ceux des campagnes, mettent par-dessus leur pantalon, lorsqu'ils se livrent à quelque ouvrage malpropre, une sorte de culotte de toile ou de coton, qu'ils désignent sous le nom pittoresque de *salopette*, et qui protége leur pantalon ordinaire.

Quelque soit le vêtement qu'ils adoptent, *gilet à manches*, *veste, habit, paletot* ou *redingote*, les cultivateurs ont le bon esprit de s'affranchir de la mode, et de ne pas s'emprisonner dans des vêtements trop étroits. Ils sont habitués à de grands et à d'énergiques mouvements, ils seraient horriblement mal à l'aise dans nos habits, dans nos paletots si étriqués.

La *blouse* est un vêtement très-apprécié des ouvriers, et qui mérite réellement la faveur dont il est l'objet. Tous les hommes à la campagne portent la blouse. En été, elle forme, avec la chemise et le pantalon, tout l'ensemble des vêtements dont sont couverts les travailleurs. En hiver, la blouse n'est pas non plus à dédaigner, car, recouvrant la veste ou l'habit, elle constitue un nouveau vêtement très-avantageux et chaud; elle ne sert pas alors seulement à protéger les autres pièces d'habillement; mais elle devient elle-même un vêtement très-utile, nous allions écrire très-indispensable.

La blouse, faite de tissu de fil ou de coton de couleurs variées, se lave avec la plus grande facilité, ce qui est encore un point fort essentiel.

En hiver, et par les temps pluvieux, les gens de la campagne, obligés de faire une longue course, mettent par-dessus tous leurs vêtements et même par-dessus leur blouse une sorte de manteau en laine grise, barriolée de rouge et de noir, connue sous le nom de *limousine :* c'est un vêtement très-commode et qui doit être de beaucoup préféré aux vêtements en caoutchouc.

Les vêtements en caoutchouc ou caoutchoutés ne conviennent point, en effet, aux piétons, car s'ils sont imperméables à la pluie, ils le sont aussi à la transpiration, qui, ne pouvant s'échapper, fait que ceux qui endossent ces vêtements et qui marchent pendant assez longtemps, sont comme dans un bain de vapeur sous cet incommode manteau ou paletot. Les vêtements imperméables peuvent convenir à ceux qui font un long trajet en voiture découverte par un temps pluvieux, aux cochers, etc.; mais encore une fois ils ne conviennent pas aux marcheurs.

Nous ne croyons pas qu'il soit nécessaire d'ajouter, le bon sens l'indique suffisamment, que les vêtements de toile ou de coton formeront l'habillement d'été, et que les vêtements de laine seront réservés pour l'hiver. Il est cependant des exceptions, car on rencontre des personnes faibles, délicates, ou des vieillards qui doivent porter en toute saison des vêtements de laine. Mais, ce que nous ne saurions trop recommander, c'est que les ouvriers de la ville ou de la campagne n'aient pas la mauvaise habitude, comme cela se voit dans nos contrées, de se dégarnir et d'endosser les vêtements d'été dès les premiers beaux jours qui apparaissent quelquefois à la fin du mois de mars ou au commencement du mois d'avril : ils devraient cependant se souvenir que dans notre belle Touraine, appelée à juste titre le Jardin de la France, la vigne a parfois gelé le 31 mai. Il est d'une bonne hygiène de ne quitter les vêtements d'hiver que vers le milieu ou la fin du mois de mai.

Nous avons parlé des vêtements que l'homme revêt pendant le jour, il est bon de dire un mot de ceux qu'il doit avoir pendant la nuit, et à ce propos de parler du lit et de la literie.

Lorsqu'on veut se livrer au sommeil pendant la nuit, il faut se dépouiller des vêtements extérieurs, et ne conserver que le linge de corps : nous avons même dit qu'il était préférable, en été, de changer de chemise, afin de laisser sécher celle qu'on avait eue pendant le jour, si parfois elle était mouillée, ou afin de lui laisser perdre les émanations dont elle avait été imprégnée durant les travaux auxquels on s'était livré. Ceux qui portent de la flanelle sur la peau, pourront également la garder pendant la nuit, excepté pendant les grandes chaleurs de l'été; cependant nous ne conseillerons pas aux personnes délicates de se priver de leur gilet de flanelle, même pendant la nuit; mais ce qui serait préférable en été, c'est qu'elles en changeassent le soir au moment de se coucher.

En hiver, on peut garder et la chemise et le gilet de flanelle qu'on portait pendant le jour.

La tête sera couverte d'un serre-tête ou d'un fichu, ou d'un bonnet de coton simple en été, double en hiver.

Les femmes revêtiront, par décence, une camisole par-dessus la chemise, en été comme en hiver; seulement, cette camisole sera très-mince et très-légère en été, et très-chaude en hiver.

Du lit et des divers objets de literie. Un lit se compose :

1° D'un fût, soit en bois, soit en fer, de forme communément variée. Les lits en *fer* doivent être préférés aux lits en *bois*, parce que les punaises ne peuvent jamais s'y loger;

2° D'un sommier, soit en crin, soit en paille, soit en foin, soit en feuilles de maïs, soit en fougère, soit en varech. Il y a, comme étant bien supérieur à tous ces sommiers, le sommier dit élastique, qui ne se rencontre que dans les maisons bourgeoises, dans les châteaux et bien rarement chez les cultivateurs. Nous recommandons, comme étant excellents, les sommiers en varech ou zostère : ils sont bien préférables à ceux faits en paille de froment ou en feuilles de maïs. Pour les jeunes enfants, les balières doivent être faites en feuilles de fougère. Les sommiers doivent être bien épais, bien remplis et piqués comme des matelas.

3° Des matelas faits en crin ou en laine cardée. Les matelas de crin sont préférables à ceux faits en laine; ils sont plus durs et moins chauds.

4° Dans bien des ménages de cultivateurs, on remplace les matelas par une *couette* (nom donné aux lits de plume). Une couette ou lit de plume est tout simplement de la plume renfermée dans une enveloppe de coutil préalablement cirée. Cette couette a un immense inconvénient, c'est d'entretenir trop de chaleur, trop de moiteur, pendant l'été du moins, et d'amollir les sujets qui en font usage pour leur coucher. Les lits de plume sont très en faveur dans les campagnes, et souvent ils composent avec le sommier tout l'ensemble du lit.

5° Dans les campagnes du département d'Indre-et-Loire, l'*oreiller* est généralement un objet de luxe. On ne le rencontre que chez les cultivateurs très-riches, et encore ne s'en servent-ils que lorsqu'ils sont malades. Les oreillers, au lieu d'être en plume, devraient être en crin ou en varech, et être assez durs, assez résistants; on s'en trouverait beaucoup mieux et on éviterait peut-être bien des coups de sang, bien des apoplexies.

6° Les *traversins,* au lieu d'être remplis de plume, devraient également être en varech, et très-résistants.

7° Une ou plusieurs *couvertures* de laine ou de coton, suivant la saison, ou bien un ou plusieurs couvre-pieds, entrent encore dans la composition du lit. On ignore complétement à la campagne ce que c'est qu'un *édredon*.

8° Les draps du lit doivent être en toile ou en coton; en toile, pour l'été; en coton, pour l'hiver. Il faut en changer souvent, et ne pas oublier que la propreté est de rigueur pour conserver la santé.

Dans les campagnes, on ne sait pas ce que c'est qu'une alcôve, et les lits ne sont jamais emprisonnés dans ces sortes de compartiments en briques ou en planches; mais, en revanche, il y a ces fameux lits à ciel et à quenouilles munis d'épais rideaux de serge verte, et dans lesquels on a bien soin de s'enfermer en été comme en hiver; en été, pour se préserver des mouches; en hiver, pour se mettre à l'abri du froid. Quelle déplorable habitude! et comme elle est contraire à la santé, puisqu'elle ne fournit à la respiration qu'un air impur et tout à fait vicié! Conservez vos lits, si vous le voulez, habitants de la campagne, nous n'y trouvons pas à redire pourvu que vous ouvriez tous les rideaux et que vous ne restiez pas confinés dans un air méphitique et malsain ; si vous craignez le froid rigoureux de l'hiver, mettez une couverture ou un couvre-pied de plus, et respirez librement et à pleins poumons un air pur.

Après avoir fait sa prière, il faut se déshabiller promptement et se mettre au lit avec une simple chemise de toile ou de coton suivant la saison, et se couvrir la tête soit avec un mouchoir de coton ou de fil, soit avec un foulard de soie, soit avec un serre-tête, soit enfin avec le traditionnel bonnet de coton. Il faut éviter de trop se couvrir la tête, on s'exposerait aux congestions cérébrales ou coups de sang. La tête doit de plus être tenue haute, et il ne faut pas prendre la mauvaise et pernicieuse habitude de l'enfouir sous les couvertures.

En se mettant au lit, il faut faire en sorte que les pieds soient chauds et parfaitement secs.

Si les draps étaient humides, il faudrait faire bassiner son lit avant de se coucher.

S'il survient de la transpiration pendant le sommeil, il est de rigueur d'attendre que la sueur soit passée avant de se lever. Il est également indispensable de veiller à ce qu'on ne s'expose pas au froid du matin ou de la nuit lorsque le corps est en transpiration ; et s'il y a obligation de sortir de son lit en cet état, il faudra prendre au moins la précaution de se protéger contre le froid.

CHAPITRE III

DES HABITATIONS

L'habitation, a dit un auteur très-connu, c'est le *vêtement de la famille.*

Nous ne saurions donc examiner avec trop de soin les influences exercées sur la santé des gens de la campagne par leurs habitations, qui, disons-le tout de suite, manquent la plupart du temps de toutes les conditions requises pour être salubres. Et cependant, y a-t-il rien de plus important que l'hygiène des habitations? N'est-ce pas dans la maison que nous passons la plus grande partie de notre vie? Pendant l'enfance, pendant la jeunesse, pendant l'âge adulte, pendant la vieillesse, à tous les âges, la maison nous abrite non-seulement durant la nuit, mais encore très-souvent dans le jour, à l'heure des repas, pendant les maladies, etc.; puis, il y a certaines professions nécessitant le séjour presque continuel à la maison.

Pour être salubre, une habitation doit être située dans une bonne exposition, bâtie dans un lieu convenablement aéré, sur un sol sablonneux ou pierreux, et non pas marécageux, et construite avec des matériaux réfractaires à l'humidité.

1° Qu'entend-on par une habitation bien exposée? C'est celle qui offre sa façade principale au sud-est ou au levant. L'exposition du sud-est est encore préférable à celle du levant. Dès qu'on a ouvert les fenêtres d'une habitation ainsi exposée, le soleil pénètre à flots dans la maison dès le matin, l'inonde, la réchauffe, et l'air se trouve ainsi purifié, renouvelé. Une fois qu'on a vaqué aux soins du ménage, on ferme les fenêtres aussi bien en été qu'en hiver; en été, pour se préserver de la chaleur; en hiver, pour se mettre à l'abri du froid. A la campagne, rien de si facile que de choisir son exposition. Le cultivateur, en effet, est libre de son terrain; rien ne le gêne; pourquoi, s'il ne sait pas toujours choisir convenablement, l'autorité communale ne le guiderait-elle pas? pourquoi ne serait-on pas contraint d'avertir le maire de sa commune dès qu'on veut bâtir? et pourquoi un agent-voyer ne déposerait-il pas à la mairie des instructions auxquelles il faudrait se conformer dans l'intérêt des classes laborieuses?

2° Une autre condition, c'est que l'habitation soit entourée d'air suffisamment renouvelé. Il faut avouer que rien ne paraît si simple et si facilement exécutable que cette condition-là ; et cependant nous trouvons à chaque pas dans la campagne des maisons qui, au lieu d'être sur un point culminant, sont dans un bas-fond, quand leurs propriétaires auraient pu les placer ailleurs. Les gens de la campagne sont eux-mêmes architectes de leurs habitations, ils font construire selon leur bon plaisir, selon leurs idées, et ils croient bien faire. Autant que faire se pourra, on conseillera de planter quelques arbres ou quelques arbustes dans le voisinage de l'habitation, afin d'assainir l'air ; mais on évitera que ces arbres, prenant trop de développement, viennent à donner trop d'ombrage, ce qui deviendrait une cause d'humidité. Il faudra faire en sorte de ne pas bâtir près d'une usine ou d'une fabrique insalubre.

3° Il faudra éviter un sol humide et marécageux, et rechercher au contraire un sol pierreux et sablonneux. Il est généralement facile à la campagne de choisir le sol sur lequel on veut bâtir. Il ne serait pas encore hors de propos peut-être, qu'en s'occupant de l'exposition de l'habitation, l'autorité communale tournât aussi son attention sur la nature du sol, et fît quelques justes observations à ce sujet, s'il en était besoin.

4° Enfin il est de rigueur que les matériaux employés dans la construction soient solides et réfractaires à l'humidité. Les assises des fondations exigent surtout ces deux conditions. Les pierres que l'on vient d'extraire des carrières sont très-humides, et ont besoin d'être longtemps séchées à l'air ; les moellons les moins secs seront employés dans la partie du bâtiment où le soleil et la ventilation ont le plus d'accès.

On poursuit sans relâche, dans les villes, les propriétaires de logements insalubres ; on les force, on les contraint à les assainir, et l'on a mille fois raison. Et l'on ne pourrait pas, lorsqu'il s'agit de construire une maison, intervenir et voir si le propriétaire ne sera pas exposé à abandonner plus tard cette habitation, parce qu'elle ne réunira pas les conditions voulues de salubrité ! Pourquoi, avant de laisser bâtir, ne pas donner des conseils, des avis? on éviterait ainsi un terrible gaspillage d'argent. Nous appelons donc l'attention sur ce point, et nous croyons que le remède est d'autant plus facile, qu'à la campagne, si l'on construit mal, c'est qu'on le veut bien ; car on a généralement tout ce qu'il faut pour faire des logements non pas seulement salubres, mais excessivement salubres. C'est donc à l'autorité communale à intervenir ; et elle peut, si elle le désire, demander que ce soit à l'instigation de l'autorité préfectorale, par suite d'une opinion émanant des conseils d'hygiène.

Les maisons doivent être bâties avec solidité ; les murs doivent être épais. La toiture sera recouverte de tuiles ou d'ardoises selon les pays. Le plancher sera plus élevé que le sol extérieur, et reposera, autant que faire se pourra, sur une cave. Il faut que le sol soit pavé ou carrelé, sinon planchéié ; car s'il restait formé de terre battue, comme cela se voit dans quelques contrées, ce serait une cause incessante d'insalubrité ; à la moindre quantité d'eau répandue sur le sol, il se délayerait et se convertirait en boue. L'hiver, par l'humidité, ce sol serait détrempé ; en été, il serait constamment plein de poussière ; aussi les soins d'exquise propreté sont-ils impossibles et incompatibles avec un sol semblable.

Il y aura dans chaque chambre une ou deux larges fenêtres et non pas un ou deux œils-de-bœuf ; une porte avec une imposte ; une cheminée assez vaste et qui ne devra pas fumer. Il faudra aussi que l'élévation de l'étage soit de trois mètres et demi environ.

Ce n'est pas tout que la construction et la distribution d'une habitation, il faut encore qu'à l'aide de certaines précautions on puisse la maintenir dans un état parfait de salubrité, ou bien qu'on puisse remédier à l'insalubrité résultant de sa situation.

Il faut qu'en dedans comme en dehors des habitations, on ait une suffisante quantité de *soleil* et un *air pur*. De là, la nécessité d'ouvrir portes et fenêtres pour renouveler l'air, pour échauffer, pour purifier; car les fenêtres ne sont pas seulement destinées à donner du jour, mais elles sont établies aussi dans le but d'assainir la maison.

Si la maison est humide, le soleil en été fera merveille; on ouvrira les fenêtres durant tout le jour : en hiver, on se contentera de les ouvrir par un beau froid, par un temps bien sec, vers le milieu du jour.

En hiver, on combattra encore l'humidité par un poêle installé au milieu de la chambre qu'on habite. Le chauffage d'un poêle séchera mieux que le feu d'une cheminée. Le poêle sera soit en fayence, soit en fonte; on aura le soin de placer sur le dessus un vase plein d'eau, afin de diminuer l'aridité de la chaleur. Les cheminées, dans les habitations rurales, sont mal faites, mal confectionnées, elles fument toujours; et la fumée est encore une cause puissante d'insalubrité; elle est de plus une cause de refroidissement, car on est contraint alors de laisser la porte ou les fenêtres ouvertes lorsqu'on veut faire du feu dans la cheminée. C'est pour cela que nous préférons de beaucoup le poêle et que nous regrettons que ce mode de chauffage ne soit pas vulgarisé dans nos campagnes, comme il l'est dans le nord et dans l'est de la France.

On recommandera de ne pas jeter sur le plancher de la chambre la plus petite quantité de liquide : on proscrira ces lavages à grande eau, que tant de femmes dans la classe ouvrière aiment et recherchent.

On évitera aussi, comme nous l'avons déjà dit, de faire sécher le linge mouillé, en l'étendant sur des cordes dans la chambre, ou en le mettant devant le feu sur le dos des chaises.

Pour entretenir une température convenable, en rapport avec la saison, en hiver on se chauffera soit au moyen d'un poêle, soit au moyen d'une cheminée. Les femmes éviteront de recourir à ces écuelles en terre ou à ces petites marmites en fonte, contenant des charbons ardents ou de la braise embrasée qu'elles placent sous leurs vêtements, et qui, tous les ans, sont causes d'accidents fort redoutables et souvent mortels.

L'usage des réchauds de charbon ou de braise, allumés dans le but d'échauffer des appartements qui n'ont pas de cheminée, est dangereux partout où il n'y a pas de courant d'air suffisant pour balayer les émanations délétères de la combustion de ces substances. Que de fois n'avons-nous pas été appelé à la campagne, pendant les froids rigoureux de l'hiver, pour remédier à des asphyxies déterminées par cette cause ?

En été, quand la chaleur du jour est accablante, on tiendra fermées et les fenêtres et les contrevents ou persiennes, pourvu que la maison ne soit pas humide ; et on se contentera d'ouvrir vers le soir. Il faut bien se garder de coucher avec des fenêtres ouvertes ou même entr'ouvertes, car on est susceptible alors de gagner des rhumes, des maux de gorge, des rhumatismes, etc. Cette habitude est enracinée dans la classe bourgeoise plutôt que dans celle des cultivateurs.

Nous avons dit quels moyens employer pour avoir dans les habitations un air pur et suffisamment renouvelé ; mais il est quelques circonstances qui peuvent vicier l'air des habitations.

Si une famille est très-nombreuse, et que dans un espace très-restreint (une seule chambrette) logent le père, la mère et cinq ou six enfants, il faut ouvrir la porte et la fenêtre de temps en temps, suivant la saison, et ventiler la chambre occupée par tous ces malheureux.

Lorsque la fumée du foyer, la vapeur du charbon ou de la braise contenue dans des chaufferettes, diverses émanations provenant de matières animales, du séjour de fleurs ou de fruits, viennent encore altérer la pureté de l'air, il faut y obvier, en écartant, en éloignant, ou en faisant cesser le plus promptement possible ces causes de viciation.

Les soins de propreté viennent-ils à faire défaut ; les enfants sont-ils sales; des linges imprégnés d'urine ou de matières fécales séjournent-ils dans un coin de la chambre, etc., etc.? il faut au plus tôt remédier à toutes ces causes d'insalubrité, aérer, ventiler, nettoyer les enfants, aller laver ce linge sale.

Si, ne se contentant pas d'une famille nombreuse qui vicie déjà l'air d'une chambre trop étroite, quelques individus renferment encore dans cette même chambre des lapins, des cochons d'Inde, des poules, des chiens, des chats, une chèvre, etc., il est évident qu'il y a là une nouvelle cause flagrante d'insalubrité, contre laquelle il est facile de lutter en éloignant ces animaux, qui répandent pour la plupart une odeur repoussante, et qui tous prennent une bonne part de l'air respirable confiné dans la chambre. Est-il besoin d'ajouter que les chiens et les chats couverts de puces les transmettent et aux enfants et aux grandes personnes, et ajoutent à la privation d'air respirable la privation de sommeil?

Il faut, dans tous les cas et dans toutes les circonstances, qu'une exquise propreté préside aux soins du ménage; il faudra donc balayer et nettoyer la maison avec attention, enlever la poussière, non-seulement sur les meubles, mais encore dessous, aller chercher dans les coins et dans les recoins tout ce qui peut être une cause d'insalubrité, afin de s'en défaire. On procédera à quelques arrosages en été, non pas trop fréquemment répétés, mais cependant renouvelés assez souvent pour donner un peu de fraîcheur, un peu de calme, si toutefois l'habitation n'est pas humide. On ne laissera jamais séjourner, pour quelque raison que ce soit, la plus petite quantité d'ordures dans la chambre.

Les habitations ne doivent pas être seulement salubres à l'intérieur, il faut encore qu'elles le soient à l'extérieur; ainsi, dans les campagnes, il serait à souhaiter que les cours qui se trouvent autour de chaque maison ou de chaque ferme fussent pavées de manière à permettre l'écoulement prompt et facile des eaux pluviales et ménagères. Il n'en est rien. L'omission de ces précautions entretient autour de chaque habitation une couche de boue effroyable, des flaques d'eau croupissante, corrompue, exhalant une odeur des plus infectes. Il y a plus, c'est que dans certaines grandes fermes on croirait avoir une perte réelle à enregistrer si l'on faisait paver les cours; car dans ces cours, constamment impraticables pour le piéton non chaussé d'énormes sabots, on étale de la paille, et cette paille, se mêlant et par le piétinement des animaux et par celui des gens de la ferme avec la boue, forme une sorte de fumier qu'on utilise. Il y aurait donc besoin encore ici de l'intervention de l'autorité pour faire cesser ces abus déplorables.

Les écuries, les toits à porcs, les cabanes à lapins, les poulaillers, sont placés trop près des habitations; car ils y sont souvent attenants : aussi donnent-ils lieu à des émanations excessivement insalubres.

Les écuries doivent être construites dans les mêmes conditions de salubrité que les habitations : il faut être convaincu aussi que la capacité atmosphérique pour le cheval, le bœuf, le mulet, l'âne, etc., doit être beaucoup plus grande que celle qui est nécessaire à l'homme; des ouvertures suffisantes pour l'accès de la lumière et de la ventilation; un sol disposé pour l'écoulement des liquides et pavé de manière à s'opposer à leur infiltration est de rigueur. Que les cultivateurs sachent bien que les vétérinaires les plus distingués attribuent le développement de la morve chez les chevaux, à leur séjour dans des écuries trop étroites, humides, où l'air a peu d'accès.

On ne saurait trop s'élever encore contre une détestable habitude, très-enracinée dans les grandes exploitations, qui consiste à faire coucher des jeunes garçons dans les écuries. N'est-ce pas les mettre constamment en contact avec un air vicié et les exposer à des troubles sérieux du côté des voies respiratoires? Le temps est heureusement loin de nous, où l'on se figurait qu'on pouvait guérir les poitrinaires en les assujettissant à séjourner nuit et jour, pendant plusieurs mois, dans les étables où étaient enfermées des vaches !....

Nous ne parlerons plus des fumiers qui décorent le devant des habitations rurales, nous en avons dit assez sur ce sujet; et dans un voyage que nous avons fait récemment dans le Midi, nous avons pu nous convaincre que les fumiers étaient, de même que dans notre pays, placés près des habitations. Cette coutume est, du reste, générale en France, d'après les indications que nous avons recueillies.

CHAPITRE IV

DU RÉGIME ALIMENTAIRE

Le corps de l'homme, subissant des pertes continuelles, doit être soumis à un régime qui le mette à même de réparer ses forces épuisées soit par le travail, soit par toute autre cause. L'alimentation remplit ce but, elle sert à l'entretien et au développement de l'homme.

Nous ne ferons pas, dans ce petit livre d'hygiène agricole, l'exposé de tous les mets recherchés que l'on a l'habitude de consigner dans les volumineux traités d'hygiène; nous tenons seulement à donner quelques aperçus sur la nourriture que les ouvriers des campagnes doivent préférer; et, par conséquent, nous mentionnerons celle qu'ils doivent éviter.

Le *pain* est le principal aliment; il doit être de bonne qualité, nourrissant et facile à digérer, c'est-à-dire qu'il doit être fait avec des farines non gâtées ou non avariées, non mélangées, non fraudées; qu'il doit être bien boulangé, bien levé et bien cuit; qu'il ne doit être mangé ni trop frais, ni trop sec. Le pain chaud peut occasionner une indigestion mortelle ; le pain moisi peut donner lieu à des symptômes d'empoisonnement.

Il y a différentes espèces de pain.

Le meilleur est celui qu'on mange dans les campagnes, et qui est connu sous le nom de *pain de ménage;* il est fait avec de la farine de froment non trop complétement blutée, et qui contient encore *des particules de son très-fines.*

Le *pain de seigle* est laxatif; nous l'employons souvent et avec succès dans des cas de constipation assez rebelle, assez opiniâtre.

Le *pain d'orge* est grossier et ne se trouve que chez les malheureux.

Le *pain de maïs* a des inconvénients, il peut occasionner des troubles dans les voies digestives, et déterminer, dit-on, la pellagre, maladie de la peau qui s'accompagne toujours d'accidents mortels.

A la campagne, on mange peu de pâtisseries, dans nos contrées du moins : on fait cependant quelquefois, lorsqu'on boulange, des espèces de galettes appelées *fouées* ou *fouaces*, qui sont fort indigestes. Nous avons vu plusieurs fois des femmes ayant mangé de cette pâtisserie chaude, et qui ont failli mourir d'indigestion.

Après le pain, vient le *pot au feu.*

La viande de bœuf est celle qui convient le mieux pour le pot au feu : on y ajoute un peu de veau ou de mouton, du sel et quelques légumes, tels que carottes, navets, poireaux et oignons brûlés.

Le bouillon qui résulte de la cuisson de cette viande et de ces légumes, lorsqu'il est bien fait, constitue un aliment agréable et réparateur. Le vrai bouillon s'obtient en plaçant la viande dans un vase contenant de l'eau froide, et en conduisant par degré ce liquide jusqu'à l'ébullition; de cette manière, il se charge successivement de tous les principes solubles de la viande. Lorsqu'on veut un bouillon moins réparateur et un bouilli plus succulent, on plonge la viande dans l'eau bouillante; elle est alors saisie et elle conserve dans l'intérieur la presque totalité de ses sucs propres. Les Anglais font ainsi leur pot au feu.

La viande qui a servi à faire le pot au feu se digère facilement.

Les bouillons de veau, de poulet, de grenouilles sont plus fades, moins délicats et beaucoup moins excitants que le bouillon de bœuf.

Dans nos campagnes, on fait rarement la soupe avec de la viande de boucherie; on préfère de beaucoup la soupe au lard, c'est-à-dire qu'on met dans la marmite un morceau de lard salé avec addition de choux et de carottes. Il faut convenir que le bouillon qui en résulte est un aliment bien moins bon et bien moins nourrissant que celui fait avec de la viande de bœuf : il ne peut être supporté que par des estomacs très-robustes. Il en est de même du lard bouilli, dont toutes les constitutions ne s'accommodent pas. Les hommes forts et vigoureux n'en souffrent peut-être pas; mais ceux qui sont délicats et qui n'ont pas en apanage une force herculéenne ne s'en trouvent pas bien.

Les viandes sèches et grillées (mouton et bœuf) sont en général digestibles, mais elles figurent rarement, si ce n'est dans les noces, sur les tables des cultivateurs, quelque soit leur degré d'aisance. Ils aiment mieux les ragoûts avec beaucoup de sauce; on mange peu de viande, mais en revanche on mange beaucoup de pain *avec très-peu de sauce*.

Les volailles (dindons, poulets, pintades, oies, canards) figurent également sur leurs tables, mais seulement dans les jours solennels (noces); autrement, jamais un habitant de la campagne ne se permettra d'y toucher chez lui : il en mangera bien chez les citadins, chez les bourgeois, et dans son ménage il ne se passera pas cette fantaisie, parce que mieux vaut pour lui vendre un dindon huit ou dix francs, et un poulet quatre ou cinq francs, que de le manger.

Jamais les cultivateurs ne se nourrissent même exceptionnellement de gibier (lièvres, lapins de garenne, cailles, perdreaux, bécasses, etc.); ils sont chasseurs, cependant, mais ils vendent au marché le produit de leur chasse. Leur seule et habituelle nourriture grasse est le lard bouilli : rarement le pot au feu fait non avec du bœuf, mais avec de la vache; et de loin en loin un ragoût de veau ou de mouton avec force oignons, carottes et pommes de terre.

Mais s'ils ne mangent que rarement de la viande, en revanche les habitants de la campagne se nourrissent presque exclusivement de végétaux.

Ils affectionnent les soupes maigres (soupes aux choux, aux navets, à l'oignon, à l'oseille, aux haricots, aux petits pois, etc.). Ils ne font pas souvent de panade, parce que, pour être bonne, la panade exige *beaucoup de beurre,* que le beurre est cher, et qu'il vaut mieux le vendre et en tirer quelques pièces de monnaie qu'on entassera jusqu'à ce qu'on en ait assez pour acheter un petit morceau de terre. Les cultivateurs se privent et se privent beaucoup trop pour acquérir du bien!

Les soupes maigres sont bonnes, agréables même, mais elles ont presque toutes l'inconvénient de développer dans le canal alimentaire une grande quantité de gaz.

Les habitants de la campagne, hommes ou femmes, ne prennent jamais ni café au lait, ni chocolat, à moins de maladie. Ils donnent parfois à leurs enfants de la soupe au lait. Ils mangent souvent à leur déjeuner un peu de fromage frais fait soit avec le lait de vache, soit avec le lait de chèvre. Ils préfèrent encore à ce mets une gousse d'ail qu'ils frottent sur la croûte de leur pain.

Presque jamais on ne sert de poisson sur la table des cultivateurs, à moins que ce ne soit une sardine salée, un hareng saur ou un hareng salé et de la merluche.

Un œuf dur est encore un mets qu'ils affectionnent au déjeuner. Pour le dîner, on fait, quand les œufs ne sont pas trop chers (du mois de mai à Noël) parfois une omelette, et s'ils désirent se régaler, une omelette au lard.

Les choux, les navets, les pommes de terre, les haricots, les lentilles, les fèves sont leurs légumes de prédilection.

Ils aiment beaucoup la salade, celle de chicorée, de pissenlit, de betteraves, de concombre. Ils font même abus de la salade de concombre, et nous nous sommes souvent élevé contre cette détestable habitude. Nous avons vu plusieurs habitants de la campagne périr du choléra à la suite de l'ingestion de ces mets indigestes. Toutes leurs salades sont fortement assaisonnées : il y entre de l'ail ou de la ciboule, du vinaigre, du poivre, du sel en abondance et fort peu d'huile. Ce que nous disons de la salade de concombre est applicable aux melons de mauvaise qualité, dont les ouvriers des villes, aussi bien que ceux des campagnes, font un très-déplorable abus, malgré les conseils qu'on peut leur donner.

Les fruits qu'ils ne peuvent pas vendre, parce qu'ils sont d'une très-inférieure qualité, et qui sont considérés comme marchandise de rebut (guignes, cerises, prunes, poires, raisins, pommes, etc.) sont ceux qu'ils réservent pour leur consommation.

Ils mangent quelques fruits secs, des noix surtout.

Ils font très-rarement usage de sucre.

Les cultivateurs de la Touraine boivent généralement peu de vin, quoique la Touraine soit un pays vignoble ; mais ils ne boivent jamais d'eau pure. Ils font, avec le marc de raisin, une espèce de boisson très-bonne et qui dure excessivement longtemps.

Ils font aussi de la boisson de pommes ou de poires, de prunelles, de groseilles et de cassis, de cormes, etc., dont ils sont très-friands.

Ce n'est que pendant les excessives chaleurs de l'été, alors qu'ils ramassent les foins, qu'ils coupent les seigles, les blés, etc., que les gens de la campagne se permettent de boire un peu de vin, soit pur, soit étendu d'une certaine quantité d'eau.

On signale partout les imprudences que commettent les ouvriers des campagnes, en allant se désaltérer à une source d'eau très-froide, lorsque leur corps est en sueur. Nous ne voyons jamais ces infractions aux règles de l'hygiène chez les hommes habitués aux rudes travaux des champs : cela s'observe bien plus fréquemment chez les voyageurs, chez ceux qui parcourent une route plus ou moins longue, et qui, harassés de fatigue, trempés de sueur et rencontrant une source fraîche et limpide, ont l'imprudence de s'arrêter sur le bord de ce ruisseau bien ombragé, et de boire à longs traits une eau glacée. Nous le répétons, nos campagnards savent très-bien ce à quoi ils s'exposeraient en s'abandonnant à une semblable imprudence.

Dans les pays où l'on récolte des pommes ou des poires en abondance, on confectionne avec ces fruits, du cidre ou du poiré; cette boisson est excellente et saine, pourvu qu'on n'en fasse pas abus, et qu'on la mélange d'une certaine quantité d'eau. Prise en trop grande abondance, elle finirait par enivrer comme le vin.

La bière est également une excellente boisson dont on fait un grand usage dans le Nord et dans l'Est de la France. Dans nos contrées, la bière est très-chère et de mauvaise qualité.

Nous venons de dire que les habitants de la campagne ne faisaient pas une grande consommation de vin pendant le cours de leurs pénibles et rudes travaux; c'est là l'expression de la vérité. Mais il y a malheureusement certaines occasions dans lesquelles ils se relâchent de cette règle de conduite : on en voit quelques-uns dans les foires, dans les assemblées, vendant leurs denrées, leurs bestiaux, entrer au café ou au cabaret, et là s'attabler, se faisant servir alternativement vin blanc et vin rouge, café et eau-de-vie, bière, etc. Ils commettent, dans ces ırconstances, autant d'intempérance qu'ils ont déployé de obriété pendant le cours de leurs fatigues quotidiennes. Les oires et les assemblées sont pour eux jours de fête, et la fête ;st complète si on les a régalés, et s'ils n'ont rien payé !

Assistez à une noce de campagne, et vous verrez parfois se 'enouveler les mêmes excès que ceux que nous venons de ;ignaler.

Il y a encore un reproche à adresser à certains cultivateurs, ;'est que les dimanches et les jours de fête ils hantent plutôt es cabarets que la maison de Dieu.

Nous venons de passer en revue les principaux aliments dont font usage les habitants des campagnes..... qu'ils veuillent donc bien nous écouter et suivre nos conseils :

« *Il faut manger pour vivre, et non pas vivre pour manger !* » Ce vieux proverbe a besoin de leur être rappelé, car ils mangent souvent avec voracité, et ils ingurgitent, surtout lorsqu'on les invite, des quantités fabuleuses de nourriture de toute sorte : on dirait des hommes qui ont jeûné depuis plusieurs jours.

Règle générale. Chez eux, ils sont sobres; chez les autres, ils sont intempérants.

Ils ne doivent pas ignorer, et notre devoir est de leur dire, que l'intempérance peut être pour eux cause de nombreux accidents, d'altérations considérables dans leur santé, l'occasion d'une mort subite même.

Que de malheureux sont atteints de la goutte, de la gravelle, de maladies d'entrailles, d'hydropisies, de maladies du foie, d'apoplexie avec sa fidèle et obligée compagne, la paralysie, etc., pour avoir fait *un dieu de leur ventre !*

Heureux, mille fois heureux s'ils en étaient seulement quittes pour des indigestions !

Nous savons bien que des hommes vigoureux, exposés au grand air, se livrant à de très-rudes travaux, jouissant d'une bonne santé habituelle, doivent être doués d'un excellent appétit, et ont besoin d'une grande quantité d'aliments ; que ces aliments doivent être plus ou moins substantiels, suivant que le climat sera ou plus froid ou plus chaud ; suivant que les individus seront plus ou moins jeunes, suivant que les travaux seront plus ou moins pénibles, etc. Mais nous savons aussi que, chez eux, ces hommes n'ont jamais d'indigestion : pourquoi en auraient-ils lorsqu'ils vont chez les autres? Ils doivent donc être vigilants et ne pas se laisser aller à l'intempérance.

Le meilleur régime, celui que nous conseillons aux ouvriers des campagnes, c'est de s'habituer *à manger de tout;* à proscrire de leur table les aliments indigestes, tels que les concombres et les melons, à ne pas se livrer à l'intempérance et à la fréquentation des cabarets, les jours de dimanche ou de fête, les jours de foire, d'assemblées ou de marché, et de mettre dans leur ménage, pour acheter un rôti de veau ou de mouton ou un simple pot au feu, l'argent qu'ils emploieraient au cabaret, à ruiner leur santé.

Les ouvriers des campagnes ont besoin de faire au moins quatre, et le plus souvent cinq repas.

En se levant, dès le matin, ils devraient prendre un peu de pain et boire un peu de vin ; ce que les ouvriers appellent dans leur langage pittoresque : *Casser une croûte.*

A neuf heures, ils mangeraient la soupe et prendraient un peu de pain soit avec du fromage, soit avec un fruit.

A midi ou à une heure, ils feraient leur principal repas, composé de la soupe grasse et du bouilli ou de tout autre plat de viande pour les jours gras : si c'est un jour maigre, un jour d'abstinence, une soupe maigre avec les légumes qui ont servi à la faire (haricots, pommes de terre, choux, navets, etc.).

A quatre heures, du pain avec un fruit ou du fromage.

A huit heures, souper soit avec de la viande, soit avec des légumes, des fruits ou de la salade.

Est-il besoin de dire que les femmes devront manger moins

que les hommes; que les vieillards auront besoin d'une nourriture plus douce et plus modérée; que les personnes faibles et délicates devront avoir des mets plus choisis, plus recherchés, plus faciles à digérer que ceux qui sont habituellement servis sur la table des cultivateurs; que pendant l'été on mangera moins que pendant l'hiver, et que la nourriture ne sera pas la même. En été, on donnera la préférence aux aliments maigres, aux légumes, aux fruits. En hiver, où on aura besoin de plus de chaleur, on mangera davantage, et on aura recours à une nourriture animalisée, à des boissons un peu plus stimulantes, etc.

En résumé, une alimentation bien réglée peut suppléer au défaut de beaucoup d'autres conditions hygiéniques, corriger même la mauvaise proportion ou le vice des éléments de l'organisation. Après l'air, c'est l'instrument le plus puissant pour modifier l'homme physique et moral. Suivant qu'elle est bien ou mal dirigée, elle conserve ou tue; elle prévient ou prépare les maladies et les infirmités.

Avant de clore ce chapitre, nous croyons devoir dire quelques mots de certaines sécrétions ou excrétions qui exigent attention de la part des cultivateurs; nous parlerons donc très-succinctement de la salive, de l'urine et des garde-robes.

Certains individus ont la manie de *crachoter:* cette habitude est vicieuse, car la salive doit être réservée pour le moment des repas, où elle sert à imbiber le bol alimentaire et partant à la digestion.

Les fumeurs doivent aussi s'abstenir de trop cracher: il en est de même de ceux qui chiquent. Nous reviendrons sur ce sujet un peu plus tard.

Les urines doivent être excrétées dès qu'un besoin assez pressant se fait sentir. Il est dangereux de retenir les urines trop longtemps, car on s'expose alors à des rétentions d'urine et à des accidents parfois graves. Les enfants de l'un ou de l'autre sexe qui fréquentent les écoles, doivent être prémunis contre cette déplorable habitude, et les instituteurs et les institutrices doivent aussi connaître ce à quoi ils exposent les enfants auxquels ils refuseraient la permission d'aller satisfaire cet impérieux besoin.

Il faut autant que possible s'astreindre à régulariser les gardes-robes ; on y arrive facilement en se présentant pendant plusieurs jours de suite à la même heure aux lieux d'aisance; et bientôt on aura contracté une habitude qui préviendra la constipation et une foule d'autres malaises. Il est de précepte en médecine et en hygiène d'avoir toujours le *ventre libre,* la *tête fraîche* et les *pieds chauds.*

CHAPITRE V

DES SOINS DE PROPRETÉ

Ce n'est pas sans besoin que nous recommanderons aux habitants des campagnes les soins de propreté auxquels hommes, femmes et enfants sont habituellement étrangers, pour la plupart du moins, dans certaines contrées de la France.

Les hommes de la campagne sont-ils contraints de venir à la ville pour vendre des denrées, beurre, œufs, fruits, grains, etc.; ils endossent des vêtements assez propres, parce qu'ils sont convaincus qu'on priserait médiocrement leur marchandise, s'ils se présentaient avec des habits sales et déchirés.

Les femmes de la campagne qui habitent aux alentours des villes, viennent tous les matins apporter dans ces mêmes villes, le lait, les fruits de la saison, des fleurs, etc.; elles ont bien soin de se vêtir proprement, parce que personne ne voudrait accepter le lait qu'elles vendent, si leur toilette ne respirait la plus exquise propreté. Mais de ce que les vêtements sont passablement propres, s'en suit-il que le corps qu'ils recouvrent soit suffisamment propre ? Nous pouvons, sans crainte d'être taxé d'exagération, dire que souvent l'extérieur seul est convenable, et que le corps a été complétement négligé. Et cependant, qui, plus que l'habitant des campagnes, a besoin de soins, de propreté? Qui, plus que lui, voit sa peau presque constamment baignée, inondée de sueur? Qui, plus que lui, a besoin alors de la débarrasser des odeurs repoussantes dont elle est imprégnée, et de la couche épaisse de crasse dont elle est recouverte?

Disons donc quelques mots des soins de propreté indispensables pour se bien porter.

L'homme est doué de plusieurs sens qui le mettent en rapport avec les objets extérieurs : ces sens, au nombre de cinq, sont le toucher, l'ouïe, le goût, l'odorat et la vue. Un mot sur chacun d'eux.

Le toucher est exercé chez l'homme par toute la surface de la peau. Ce sens, à l'aide duquel nous apprécions les qualités les plus générales des corps environnants, telles que leur température, leur forme, leur solidité, leur fluidité, etc., est bien plus exact, bien plus délié à l'extrémité des doigts que dans toutes les autres parties du corps. Chez les aveugles, le sens du toucher acquiert une extrême délicatesse. La peau a besoin d'être soumise à des soins de propreté particuliers que nous ferons connaître dans un instant.

Tous les matins, les hommes, les femmes et les enfants se laveront le visage avec de l'eau froide en été, et avec de l'eau tiède en hiver; ils nettoieront avec soin leurs yeux et leurs oreilles, et enlèveront du conduit auditif, le *cérumen*, cette matière jaunâtre qui pourrait s'y accumuler et occasionner alors une surdité passagère et accidentelle.

Le sens de l'ouïe, en effet, perçoit les sons et nous met en communication avec nos semblables. La privation du sens de l'ouïe, la surdité, est une des plus pénibles infirmités qui puissent fondre sur l'homme : aussi doit-il éviter toutes les causes qui seraient de nature à la faire naître.

Les cultivateurs doivent aussi ne pas négliger les soins de propreté de la bouche, c'est-à-dire de se laver la bouche et les dents avec de l'eau froide ou tiède et une brosse molle, tous les matins. Qu'ils se méfient de tous les prétendus dentifrices recommandés par les charlatans, car il y va de la perte de leurs dents! En se lavant comme nous le disons, ils empêcheront le *tartre* de se déposer sur les dents, de les recouvrir et de les déchausser par la suite. Combien peu de gens de la campagne soignent leur bouche! Et cependant beaucoup de nos paysannes ont des dents magnifiques, qu'elles conserveraient indéfiniment belles, si elles les soignaient davantage.

Le sens du goût a son siége dans la bouche. Ne connaissez-vous pas tous l'utilité de ce sens à l'aide duquel nous apprécions les propriétés des substances destinées à notre alimentation? C'est ici le moment de parler de l'usage du tabac à fumer ou du tabac à chiquer.

En général, on fume peu à la campagne, en Touraine du moins; on ne trouve guère actuellement que les hommes ayant contracté cette habitude à l'armée. Le dimanche au cabaret, quelques jeunes gens, qui ne fument pas pendant la semaine, se livrent aussi à ce plaisir. On ne saurait se dissimuler que l'usage du tabac à fumer, qu'il soit consommé dans une pipe, ou en cigares ou en cigarettes, peut être avantageux dans la mauvaise saison, durant le froid humide, dans certaines contrées où l'air est épais et chargé de miasmes. C'est pour cela que les marins fument beaucoup, et que les habitants du Nord se trouvent également bien de cette habitude.

Les allures parcimonieuses de nos habitants des campagnes les ont naturellement amenés à se priver de tabac, car ils savent parfaitement que 20 centimes de tabac par jour font 6 francs par mois, et 72 francs par an.

Il serait bon d'empêcher les enfants fréquentant encore les écoles de fumer, comme nous le voyons sans cesse, depuis quinze ans surtout. Ils dérobent quelques sous à leurs parents pour se procurer du tabac et une pipe; et ils contractent ainsi, fort jeunes, une habitude dont ils ne pourront peut-être pas plus tard se défaire, et qui leur sera fort onéreuse.

L'usage immodéré du tabac à fumer peut produire des congestions cérébrales, des palpitations de cœur, etc. Nous avons vu mourir plusieurs personnes qui avaient fait un abus réel du tabac sous cette forme.

Les fumeurs doivent prendre garde de mettre le feu; cette recommandation, expresse pour toutes les classes de fumeurs, s'adresse principalement aux habitants des campagnes qui se trouvent sans cesse au milieu de matières facilement inflammables, paille, foin, gerbes, etc.

Les fumeurs ont, en général, une haleine désagréable que rien ne peut corriger. Leurs habits imprégnés de la fumée de tabac répandent aussi une odeur des plus repoussante. Il faut de grands soins de propreté, se laver avec soin la bouche, mâcher du persil, etc.

L'habitude de chiquer est nulle dans notre pays et dans nos campagnes. Quelques vieux marins ont peut-être encore conservé cette ignoble coutume.

Le tabac à fumer ou le tabac à chiquer que les amateurs recherchent avec tant de plaisir, lorsqu'ils sont en bonne santé, est tout de suite délaissé ou même repoussé par eux dès qu'ils sont malades...... Reviennent-ils à la santé, ils redemandent avec instance soit leur pipe, soit leur chique!

Il faut aussi perdre la fâcheuse et dégoûtante habitude de se moucher avec ses doigts, ou de s'essuyer le nez soit avec le revers de la main, soit avec le dessus de sa manche. Pouquoi ne pas s'astreindre à se moucher comme tout le monde? Et pourquoi ne pas former les enfants dès leur bas âge à cette coutume?

L'odorat est un sens très-utile pour la conservation de la santé, parce qu'il nous avertit des changements qui peuvent être survenus dans les mets que nous allons ingérer..... De la viande avariée, gâtée, faisandée, a une odeur répugnante qui nous apprend à la repousser.

L'odorat nous procure aussi une foule de jouissances. Les parfums si variés qui s'exhalent des fleurs ne trouvent personne indifférent.

Ceux qui font usage du tabac à priser éprouvent tous un vrai bonheur à bourrer leur nez de cette poudre si recherchée de quelques amateurs.

Le tabac à priser n'est pas en grande vogue dans nos campagnes ; on y rencontre par-ci par-là de bien rares priseurs. On trouverait certainement plusieurs communes rurales dans notre département dans lesquelles cette habitude n'existe pas même chez un seul habitant.

On conseille le tabac à priser dans quelques circonstances spéciales, pour combattre des maux de tête continuels, certains spasmes, certaines névralgies, etc.

Les gens très-sanguins, sujets aux étourdissements, feront bien de ne jamais recourir à l'usage du tabac à priser.

S'il y avait habitude très-ancienne, très-invétérée de priser, il ne faudrait pas la supprimer brusquement.

Bien des priseurs consomment pour 30 centimes de tabac par jour, ce qui fait 9 francs par mois, et 108 francs par an.

Nous venons de dire quelques mots de l'odeur exhalée par les fumeurs. Les priseurs répandent également une odeur très-caractéristique qui nécessite des soins de propreté excessifs ; ils devront changer très-fréquemment de mouchoirs de poche. Ils ne doivent pas non plus ignorer que l'usage du tabac à priser tend à altérer, à amoindrir le sens si précieux de l'odorat.

Le sens de la vue est un des plus utiles et l'un de ceux qui sont le plus exposés chez les habitants des campagnes accoutumés à travailler aux ardeurs du soleil, et à exécuter certains ouvrages, les moissons, par exemple, dans lesquels leurs yeux sont souvent compromis. Ne voyons-nous pas tous les ans des moissonneurs être frappés de cécité à la suite de coups d'épis sur la cornée transparente ; c'est pour cela que l'on conseille de couper les seigles et les blés avec la faux, et de laisser la faucille.

La chevelure ne doit pas non plus être négligée ; hommes et femmes doivent se peigner et se brosser la tête tous les jours.

Les enfants ont besoin également d'être peignés avec beaucoup de soin ; car ils ont souvent des poux.

Les hommes feront leur barbe tous les deux ou trois jours, et n'attendront pas huit ou dix jours, comme cela a lieu trop fréquemment. Ceux d'entre eux qui portent la barbe longue, la savonneront de temps en temps.

Les habitants de la campagne habitués à de rudes travaux, à bêcher ou à labourer la terre, à soigner les bestiaux, à les nettoyer, à charger et à charroyer du fumier pour engraisser leurs champs, etc., etc., ont souvent les mains et les pieds en contact prolongé avec des objets malpropres ; force est donc d'exiger d'eux des soins de propreté s'ils veulent se bien porter. Nous leur conseillerons alors de s'astreindre à se laver les mains toutes les fois qu'ils prendront leurs repas, qu'ils cueilleront des fruits, qu'ils trairont leurs vaches ou leurs chèvres, etc. Est-ce trop exiger d'eux ?

Nous leur conseillerons encore de se laver les pieds fréquemment, car, une fois rentrés chez eux, à leur retour de la ville, ils quittent habituellement leurs bas ou leurs chaussettes ; et leurs pieds alors nus sont facilement imprégnés de poussière, de terre, de jus de fumier, etc., et s'ils n'enlèvent souvent ces immondices qui entravent les fonctions de la peau, ils s'exposent à une foule de petits accidents.

Qu'ils aient aussi le soin de couper de temps en temps les ongles des mains et ceux des pieds. Pour ceux des pieds, nous leur recommandons de les couper carrément et non pas arrondis ; et cette recommandation sera surtout expresse pour l'ongle du gros orteil, afin d'éviter l'*ongle incarné*, c'est-à-dire que l'ongle n'entre dans les chairs, ce qui occasionne une extrême douleur, force à garder la chambre, et nécessite parfois une cruelle opération.

Est-il besoin d'ajouter que ces soins de propreté seront encore plus indispensables en été qu'en hiver?

Les femmes devront s'astreindre à certains détails de toilette, à certaines lotions que dans la classe ouvrière on néglige beaucoup trop, et qui sont cependant indispensables pour se bien porter, et pour ne pas donner lieu à des excoriations quelquefois pénibles et douloureuses.

Les lotions seules ne sont pas toujours suffisantes, car le corps entier est imprégné de sueur pendant les chaleurs de l'été, ou pendant les rudes travaux auxquels se livrent les agriculteurs; il est donc excessivement urgent de débarrasser ainsi toute la surface du corps de la couche de crasse dont elle est recouverte. C'est à l'aide des bains qu'on arrive à ce résultat.

Les bains sont fort peu en faveur parmi les cultivateurs, et on pourrait citer bon nombre d'entre eux qui vivent et meurent sans s'être jamais plongés dans l'eau.

Les bains peuvent être pris chauds ou froids.

Les bains chauds conviennent à tout le monde comme moyen de propreté, et leur prix de revient, dans les établissements publics, est si minime (75 centimes à 1 franc), que personne ne peut invoquer l'impossibilité où il se trouve de subvenir à cette dépense plusieurs fois par an. Nous savons que dans les campagnes éloignées des villes, il est matériellement impossible que l'on aille prendre un bain dans les grands établissements; mais on peut alors toujours se procurer soit une baignoire, soit un cuvier, soit un tonneau, l'emplir d'eau suffisamment chaude, suivant la saison, 25 à 28 degrés centigrades, et s'y plonger d'une manière convenable afin de débarrasser la peau des impuretés dont elle est souillée. Une demi-heure ou trois quarts d'heure sont bien suffisants pour un bain chaud de propreté. On peut, et c'est une excellente chose, se savonner tout le corps pendant qu'on est dans l'eau.

En été, lorsqu'on peut aller au bain froid et s'immerger dans une rivière dont on connaisse suffisamment la profondeur et dont le lit soit sablonneux, on en retirerai de très-bons et de très-salutaires effets. Il faut éviter autant que possible de se baigner dans des étangs, dans des mares d'eau stagnante, dans des ruisseaux ou dans des petites rivières dont le fond est fangeux, car alors on pourrait y prendre des fièvres intermittentes. Il ne faut pas se baigner dans de l'eau froide si le corps est en sueur, mais il faut attendre que la transpiration soit passée. On doit se plonger tout de suite dans l'eau froide, afin d'éviter cette impression désagréable qui se traduit par *la chair de poule*. On peut se livrer, sans fatigue toutefois, à l'exercice de la natation, mais ne pas prolonger le bain froid au delà d'une heure.

Quand on va prendre un bain chaud ou froid, il faut (et ceci est de la plus haute importance), être à jeûn ou n'avoir pas mangé depuis plus de trois heures.

On ne doit jamais manger dans l'eau.

En sortant du bain chaud, il faut, en toute saison, s'essuyer vivement et fortement le corps et les membres avec du linge chaud, et s'habiller ensuite avec rapidité.

En sortant du bain froid, on s'essuie avec du linge froid.

Tous les ans, à l'époque des bains froids, c'est-à-dire pendant les mois de juillet, août et septembre, pour les climats chauds ou tempérés, il arrive d'affreux malheurs. Des enfants et même de grandes personnes, ne sachant pas nager, se baignent dans des fleuves ou dans des rivières dont ils ne connaissent pas le lit, et trouvent la mort là où ils espéraient trouver la santé.

Ne pourrait-on pas, dans les communes rurales situées sur le bord des grands fleuves ou des grands cours d'eau, instituer une sorte de police pour empêcher les enfants de se baigner, surtout dans les endroits dangereux? Les gardes-champêtres ou des hommes ayant la surveillance des cours d'eau pourraient rendre de grands services et empêcher d'irréparables malheurs. Il y a quelques jours encore, nous étions mandé en toute hâte, à quelques kilomètres de Tours, sur le bord de la Loire, pour porter secours à deux enfants, l'un âgé de treize ans et l'autre âgé de onze ans, qui s'étaient baignés dans un endroit de ce fleuve qu'ils ne connaissaient pas. Ils étaient tombés dans un trou ayant trois à quatre mètres de profondeur, et tous deux y avaient été promptement asphyxiés! N'y a-t-il rien à faire en présence de semblables calamités?

Les bains de mer sont à la portée des personnes qui habitent des départements situés sur les côtes. Ils conviennent aux lymphatiques, aux scrofuleux, aux personnes débilitées, mais doivent être formellement interdits à des sujets sanguins ou à ceux qui seraient atteints ou menacés de maladies de poitrine.

Les bains de mer ne doivent jamais avoir une durée aussi prolongée que celle des bains d'eau douce. Habituellement, on y reste le temps de faire une ou plusieurs immersions, qui varient de une à dix minutes. Il est excessivement rare qu'on prolonge ce bain au delà de vingt à vingt-cinq minutes.

CHAPITRE VI

DE L'EXERCICE CORPOREL

Il faut, de toute nécessité, se livrer à des exercices du corps si l'on veut vivre vieux et sans infirmités; mais il faut varier ces exercices et les distinguer en deux catégories : exercice proprement dit, et exercice professionnel.

L'exercice proprement dit est peu cultivé par les gens de la campagne, qui, se livrant tous les jours à un rude labeur en plein air, font un exercice professionnel qui leur tient lieu de promenades, de marche, de récréation, etc.

Il est cependant bon de dire quelques mots de la *natation*, qui peut être considérée comme un excellent exercice; car, tout en se baignant, on a l'avantage de faire de la gymnastique; les mouvements répétés du corps activent la respiration et entretiennent la chaleur naturelle, qui sans cela se perdrait promptement dans l'eau.

Il y a encore un immense avantage à savoir nager, c'est qu'on peut, dans des circonstances fâcheuses et malheureusement trop fréquentes, non-seulement se sauver, mais encore sauver la vie à ses semblables.

La *danse* ne doit pas non plus être passée sous silence; telle qu'elle est exécutée dans nos campagnes, c'est-à-dire en plein air, et lorsqu'on s'y livre modérément, c'est un exercice très-salutaire. Mais la danse effectuée dans des salles plus ou moins spacieuses, dont le sol est plus ou moins uni, est un mauvais exercice. On respire alors un air vicié par les bougies, par les quinquets, par les émanations des individus, par la poussière qui s'élève du sol en tourbillons plus ou moins épais, etc., etc.

Nous regardons les danses de village comme très-préjudiciables à la morale lorsqu'elles affectent la forme de *bals publics*, où il y a réunion de tout ce qu'il y a de plus équivoque en fait de jeunes gens, et où les jeunes filles qui y sont conduites par des mères coupables, ou tout au moins imprudentes, sont sûres d'y rencontrer un effroyable écueil pour leur vertu.

Nous acceptons les bals ou réunions donnés en plein air à la suite d'un mariage, à la suite d'une fête de famille; mais nous repoussons les bals des foires ou des assemblées et les bals publics.

Il est également certaines danses qui ne sont pas sans danger pour la vertu des jeunes filles : ce sont la valse, la polka, la mazurka, la rédowa, la scotisch, etc. Dans toutes ces danses, le danseur ne fait pour ainsi dire plus qu'un avec sa danseuse; il la tient serrée contre sa poitrine; il aspire son haleine, sent frémir la jeune fille sous son étreinte; il la couve du regard, et souvent il effleure ses lèvres de ses lèvres..... Ces sortes de danses sont pernicieuses pour la morale et devraient être rejetées!..... Une jeune fille bien élevée ne devrait jamais valser.... Une jeune femme ne devrait jamais valser qu'avec son mari ou avec son frère!..... On nous traitera de rigoriste, nous acceptons cette épithète, et nous croyons que parmi nos lecteurs sérieux, nul ne verrait valser sa fille sans crainte et sans appréhension. Ce que nous défendrions à une jeune fille distinguée, à une jeune fille aristocratique, nous le défendons également à la fille de l'ouvrier..... L'une et l'autre ont un cœur; et à l'aide de la danse, et surtout des danses immorales que nous venons de mentionner, on arrive facilement au cœur de l'une comme au cœur de l'autre. Une fois maître du cœur, on l'est de la femme, car la femme ne vit que par le cœur, aussi bien dans le palais du grand seigneur, que dans la chaumière du cultivateur. Les conséquences sont les mêmes dans ces positions si diverses où se trouvent placées ces deux catégories de jeunes filles. Nous croirions donc manquer et manquer gravement à notre devoir, en ne signalant pas ces dangers dont nous nous sommes déjà tant de fois préoccupé dans diverses autres publications.

Nous avons dit que l'ouvrier, et surtout celui des campagnes, faisait assez d'exercice corporel pour n'avoir pas besoin de ceux qui conviennent aux hommes adonnés aux professions sédentaires. En effet, les cultivateurs travaillent en plein air; ils jouissent donc de tous les avantages d'un air renouvelé: mais en revanche, ils subissent toutes les conséquences de ses variations, de ses intempéries, c'est-à-dire qu'ils sont exposés au froid soit sec soit humide, à la pluie, à la neige, au soleil dévorant de l'été, à la poussière, au vent, etc.

Les efforts musculaires extraordinaires auxquels les cultivateurs se livrent parfois, les rendent sujets à des lassitudes, à des courbatures.

Étant souvent couverts de sueur, ils sont plus que d'autres susceptibles de se refroidir, et de contracter par conséquent des fluxions de poitrine, des pleurésies, des rhumes, des douleurs.

Ils devraient tous, à la fin de la journée, alors qu'ils se sont dépouillés de quelques vêtements durant le jour pour travailler plus à leur aise, reprendre ces vêtements, s'en couvrir et éviter par là un refroidissement qui peut être cause d'une longue maladie et quelquefois de la mort.

Il n'est pas hors de propos de donner ici quelques préceptes hygiéniques, relativement à certains travaux auxquels s'adonnent les habitants des campagnes.

Quelques-uns de ces travaux ne sont pas extraordinairement compromettants pour leur santé, et ils peuvent toujours s'y livrer quand ils savent s'entourer de soins et de précautions.

Ainsi, un cultivateur pourra toujours labourer, ensemencer, il pourra (dans les pays vignobles) tailler sa vigne, la bécher, la labourer : il pourra faucher ses prairies naturelles ou artificielles, bécher ses petits pois, etc., etc. Mais il est certains ouvrages qu'il devra, à notre avis, n'entreprendre qu'avec réserve et avec beaucoup de précautions.

Dans les pays du Centre et dans le Midi de la France, les chaleurs sont ordinairement insupportables, alors qu'il faut faire les moissons et scier les seigles et surtout les blés. Nous voudrions que l'autorité départementale exigeât que les moissons ne fussent faites que depuis trois ou quatre heures du matin, jusqu'à dix ou onze heures : qu'à partir de cette heure, on rentrât à la maison et qu'on ne retournât dans les champs que vers quatre ou cinq heures du soir pour travailler jusqu'à huit ou neuf heures. On se soustrairait ainsi à l'action si terrible et si désastreuse de la chaleur du milieu du jour, qui fait tous les ans à cette époque des moissons de très-nombreuses victimes. Nous avons fait adopter cette manière de procéder à un grand et magnifique établissement dont nous sommes le médecin, à la Colonie agricole et pénitentiaire de Mettray, et on s'en est admirablement trouvé. Depuis qu'on procède de la sorte; le temps des moissons se passe sans qu'il y ait dans cette superbe institution, que l'on peut appeler, et qui est réellement un établissement modèle, plus de malades qu'à toute autre époque de l'année.

Si l'on ne croyait pas pouvoir terminer les moissons assez rapidement, en travaillant seulement aux heures que nous indiquons (ce qui représente encore douze à quatorze heures de travail), pourquoi ne ferait-on pas du jour la nuit, et de la nuit le jour? On pourrait se mettre à l'ouvrage le soir vers six heures, travailler jusqu'à ce que la nuit fût arrivée, puis alors moissonner à la lueur des torches, en ayant le soin que le porte-torches ne se tienne pas sous le vent, de peur que quelque étincelle en tombant ne vienne causer un vaste et bien regrettable incendie. Nous croyons sérieusement ce moyen exécutable, mais nous donnerions la préférence au premier moyen que nous avons conseillé, et que nous avons déjà vu fonctionner. Quant au second, la crainte de l'incendie ne serait certainement pas une raison, il y aurait toujours possibilité de l'éviter. Nous savons que ceux qui porteraient les torches, seraient des bras inutiles, ne travaillant pas, que la main-d'œuvre en serait d'autant augmentée. Ce sont là des objections sérieuses : mais en présence de ces apoplexies foudroyantes, de ces dyssenteries mortelles qui s'abattent si souvent dans nos pays sur les moissonneurs, ne doit-on pas chercher à prévenir le retour annuel de ces terribles affections? C'était notre devoir : nous l'avons fait, et nous n'avons pas reculé devant une idée hardie peut-être, mais qui n'est pas irréalisable, *la moisson à la lueur des flambeaux!*..... L'autorité départementale ou municipale pourrait, seule, faire adopter ces mesures.

Les vendanges ne se font pas habituellement par un temps bien chaud, mais la fabrication du vin n'est pas sans danger, et nous ne saurions trop recommander la prudence à nos cultivateurs lorsque le raisin est dans les cuves, et qu'il est en fermentation. Ils descendent souvent imprudemment dans ces cuves pour y fouler la vendange, et, asphyxiés par le gaz carbonique, ils succombent avec une extrême rapidité, s'ils ne sont pas immédiatement et efficacement secourus.

Le *Journal d'Indre-et-Loire*, dans son numéro du 13 octobre 1861, raconte le fait suivant :

« Le 9 de ce mois, vers six heures du soir, plusieurs journaliers étaient occupés à décharger de la vendange dans la ferme de la Garde, commune d'Anché. L'un d'eux, le sieur Charles Duchêne, placé sur un échafaudage, était chargé de vider les paniers dans la cuve au fur et à mesure que ses camarades les lui passaient. Dans le cours du travail, un des paniers étant tombé dans la cuve, haute de trois mètres environ et qui était encore aux deux tiers vide, il essaya d'abord de le retirer avec une fourche, puis, voyant qu'il ne pouvait pas le rattraper par ce moyen, il eut la fatale pensée de sauter dans la cuve. Mais à peine avait-il eu le temps de se baisser pour ramasser le panier, qu'il fut suffoqué par le gaz qui s'échappait de la vendange déjà en fermentation.

« Aussitôt, un autre journalier, Auguste Blain, saisissant une échelle, descendit dans la cuve pour porter secours à son camarade étendu sans mouvement au milieu de la vendange. Mais bientôt il perdit lui-même connaissance, et on le ramena à demi asphyxié. Un second ouvrier, Joseph Bassereau, ayant voulu suivre cet exemple, ne fut pas plus heureux; comme le premier, il fut remonté sans connaissance.

« Pour tirer de là le malheureux Duchêne, on prit alors le parti de lui jeter autour du corps une corde avec laquelle on parvint, après de longs efforts, à le sortir de la cuve. Il ne donnait plus signe de vie, et tous les moyens que l'on employa pour combattre les effets de l'asphyxie furent inutiles. »

Le séjour dans un cellier où se trouvent une ou plusieurs cuves contenant de la vendange en fermentation peut être également cause d'accidents promptement mortels. Il ne se passe pas d'année que dans nos contrées, essentiellement vignobles, l'asphyxie par l'acide carbonique des raisins en fermentation ne tue quelques cultivateurs. Il en est de même dans les départements voisins du nôtre. Nous avions donc besoin de les prémunir encore contre ce danger, et de leur recommander de ne jamais se hasarder à descendre dans les cuves, avant de s'être préalablement assuré, à l'aide d'une chandelle allumée descendue dans la cuve au moyen d'une corde, si la quantité d'acide carbonique est réellement considérable et peut avoir pour eux des conséquences fâcheuses. La chandelle vient-elle à s'éteindre dès son introduction dans la cuve, il y a péril, il faut s'abstenir de descendre avant d'avoir chassé ce gaz délétère.

Voici un moyen que M. Émile de Tarade, propriétaire à Saint-Denis-Hors, près Amboise (Indre-et-Loire), recommande; nous le laisserons parler : « En présence des accidents terribles dont, « chaque année, les cuves sont le théâtre et la cause, je n'hé- « site pas à de la publicité au moyen que j'ai imaginé pour les « assainir, moyen dont la simplicité et la facilité d'exécution « détermineront, je pense, un emploi général. Il suffit d'avoir « un tuyau de plomb ou de caoutchouc, d'environ un centi- « mètre de diamètre intérieur ou un peu plus, tel enfin qu'on « puisse y introduire le bout d'un soufflet. On fait descendre « une des extrémités du tuyau dans la cuve, et à l'aide du « soufflet on pousse par l'autre extrémité du tuyau de l'air « atmosphérique, qui produit le double effet de rafraîchir un « peu la température de la cuve et de déplacer un certain « volume de gaz acide carbonique dont l'introduction dans les « voies respiratoires n'est que trop souvent mortelle.

« On promène ainsi le tuyau autour de la cuve, en soufflant de

« place en place, et en peu d'instants l'opération est terminée.»

M. le docteur Rouget, d'Arbois, voudrait que l'on fît cuver la vendange en plein air.

Puisque nous nous adressons à des cultivateurs, il ne sera pas hors de propos de donner quelques conseils à leurs fils, afin de leur faire comprendre avec quel empressement ils doivent embrasser la carrière de leurs parents.

Évidemment, dans cette grande et importante affaire du choix d'une profession, il faut, autant que faire se peut, laisser toute initiative aux jeunes gens, observer leurs goûts et leurs aptitudes, tenir compte de leurs répugnances, de leur état de santé, etc.; mais il faut aussi les diriger, les guider et suppléer ainsi à leur manque d'expérience.

Fils de cultivateurs, n'oubliez jamais que toutes les professions utiles à la société et approuvées par la morale, sont honorables dès qu'elles sont honorablement exercées. Un vieux proverbe ne dit-il pas :

Il n'y a pas de sots métiers, il n'y a que de sottes gens !....

Nous croyons qu'en général, et sauf de rares exceptions, la plupart des individus doivent se contenter de la position et du sort qui leur sont assignés par la *naissance.*

Le gouvernement s'efforce d'encourager l'agriculture, en lui fournissant l'occasion d'étaler au grand jour, dans les comices agricoles, dans les concours régionaux, les améliorations que l'agriculteur aura introduites, les instruments qu'il aura inventés ou perfectionnés, les produits qu'il aura obtenus, etc. Et en présence des innombrables récompenses qui sont tous les ans distribuées dans tous les départements de la France aux agriculteurs, le fils d'un agriculteur ne devra-t-il pas s'honorer de rester attaché à la terre, de travailler à l'entretien et à l'amélioration de la ferme que son père lui aura laissée?.... Que le cultivateur le sache bien, la seule voie pour arriver aujourd'hui à la fortune, c'est l'agriculture!.... Si le cultivateur a beaucoup de mal, en compensation il gagne beaucoup d'argent : il vend tout au poids de l'or,... il ne dédaigne rien, il utilise tout; et tous les jours l'argent afflue dans ses mains. Que le cultivateur compare sa position à celle du curé de son village, à celle du médecin de campagne, à celle de l'instituteur communal, et il verra laquelle de ces professions est la plus lucrative!

Le curé de campagne, s'il n'a pas de patrimoine, vit dans la gêne, car il reçoit un traitement insuffisant pour subvenir à ses propres besoins!

Le pauvre médecin rural est accablé sous le poids de la fatigue, et parfois sous le poids de l'indigence!

L'instituteur est très-souvent dans un état voisin de la détresse!

Et ces trois hommes (personne ne le contestera) ont reçu une éducation autrement soignée, une instruction autrement solide que celle du simple cultivateur! Cependant ils sont bien au-dessous de lui sous le rapport des avantages pécuniaires!...

Au cultivateur donc la richesse!....

Au prêtre, au médecin, à l'instituteur, la gêne, nous allions écrire la misère!....

Choisissez actuellement, fils de cultivateurs!...

Mais, pour faire choix de votre profession, il faut que vous ayez *au moins* rempli vos premiers devoirs religieux, c'est-à-dire que vous ayez fait votre première et votre seconde communion; que vous ayez fréquenté suffisamment les écoles pour savoir très-bien lire, écrire, mettre passablement l'orthographe, et connaître vos quatre règles. On ne peut pas exiger moins de vous; et c'est là un degré d'instruction bien élémentaire et indispensable à tout individu désireux de remplir dignement la profession qu'il embrasse.

On ne fera entreprendre des ouvrages pénibles aux jeunes gens que lorsqu'ils auront acquis le degré de force et de développement nécessaires pour les exécuter.

Quant aux jeunes filles, on usera envers elles des mêmes

moyens que pour les garçons, lorsqu'il s'agira de leur faire choisir un état : mais que le luxe et la coquetterie ne leur fassent pas tourner la tête, et que, dans l'espoir de mettre de jolies robes et de se parer de fleurs et de rubans, elles n'aillent pas choisir la profession de femme de chambre, au lieu de rester dans leur village. A la ville, l'amour de la toilette engendre la licence, la débauche! A la campagne, on n'est pas très-moral; on l'est cependant plus encore qu'à la ville.

On ne doit pas marier les jeunes filles avant vingt ans; car il est rare qu'avant cet âge elles aient acquis le développement physique et la capacité intellectuelle dont elles auront besoin pour remplir convenablement leurs devoirs d'épouse et de mère.

CHAPITRE VII

DE LA CULTURE INTELLECTUELLE

Personne ne contestera que Dieu, dans son infinie bonté, nous a pourvus d'une intelligence qui nous distingue de la brute; mais il ne nous l'a donnée qu'à la condition expresse de la développer, de la cultiver, et de l'exercer par tous les moyens possibles. C'est sans contredit la tâche la plus élevée de l'hygiène, et il faut que vous soyez bien convaincus que la culture de l'intelligence exerce une influence des plus salutaires sur la santé des individus, des masses, de l'humanité tout entière.

Puisque Dieu nous a doués d'une intelligence, il est bien juste qu'il en ait les prémices : nous devrons donc employer nos premières années à nous bien pénétrer de la grandeur, de la puissance, de la bonté de Dieu; nous devrons donc nous efforcer de le connaître et de l'aimer : et cette connaissance et cet amour ne devront jamais être chassés de notre cœur, car seuls ils nous consoleront dans nos adversités, nous soutiendront dans nos maladies, et nous feront triompher de nos passions. La connaissance et l'amour de Dieu dominent donc et devront dominer toute notre vie !

Après avoir appris quels sont nos devoirs envers Dieu, nous apprendrons quels sont nos devoirs envers nous-même, envers la société, envers la patrie, envers la famille. Et sachez-le bien, la mise en pratique de tous ces devoirs fera de vous des hommes parfaits. La douce harmonie qui en résultera vous procurera une paix et un calme intérieurs dont votre santé physique se ressentira tellement, que vous ne serez plus que très-exceptionnellement sujets aux rudes et douloureuses étreintes de la maladie. La sérénité de votre âme sera immense, infinie!.... Mais, si par malheur vous veniez à méconnaître vos devoirs, à les fouler aux pieds, vous verriez incontinent surgir les passions mauvaises, qui sont, comme nous vous le dirons bientôt les ennemis de notre santé physique et morale. Loin de vous donc, habitants des campagnes, la criminelle imprudence de perdre et de ruiner votre intelligence par la lecture de ces mauvais et pernicieux romans, dans lesquels la licence, l'obscénité, l'irréligion, les doctrines anti-sociales sont effrontément exposées et parées des couleurs les plus séduisantes. N'assistez jamais à ces honteux spectacles dont la morale a tant à rougir; ne fréquentez jamais ces assemblées déshonnêtes dans lesquelles le vice trouve des apologistes et la vertu des détracteurs. Soyez fermes, inébranlables, et votre conscience vous dira que vous avez choisi la meilleure part.

Il ne vous suffira pas d'avoir appris votre catéchisme et de vous être bien pénétrés de toutes les vérités qu'il renferme, il vous faudra encore apprendre à parler correctement votre langue, apprendre à lire, à écrire, à calculer, etc., comme nous l'avons déjà dit dans le chapitre précédent.

Habitants des campagnes, soyez bien persuadés de la vérité des assertions que nous venons d'émettre, et faites tous vos efforts pour vous récréer et pour vous délasser de vos rudes travaux manuels en vous livrant à quelques bonnes lectures..... Ne ressemblez pas à ces pauvres ouvriers, dans la maison desquels on ne trouve que quelques mauvais almanachs, et pas un seul bon livre, à moins que ce ne soient les petits volumes donnés en prix à leurs enfants. Si vous ne lisiez pas, si vous ne vous distrayiez pas, lorsque l'heure du repos a sonné, que feriez-vous? Comment emploieriez-vous le temps que vous ne pouvez consacrer au travail? Vous vivriez dans le désœuvrement, ou bien vous iriez avec quelques-uns de vos voisins, passer de longues heures au cabaret.... Que fait-on dans ce vilain lieu? On y respire un air empoisonné qui a la plus funeste influence sur la santé; on y joue, on y fume, on y boit, on y lit de mauvais journaux, écrits par des hommes pervers, qui ont intérêt à tromper le peuple en flattant ses passions, ses instincts mauvais, etc.; et l'honnête habitant des campagnes, croyant vraies les lignes qu'il dévore, et ne pouvant se figurer qu'on mente aussi effrontément, et qu'on dénature ainsi les faits, se forge une idée fausse des événements; il les comprend alors et les juge tels qu'ils ont été présentés par le journal qu'il a lu!

Certes, et dût-on nous anathématiser, nous dirons qu'il eût mille fois mieux valu laisser aux cultivateurs l'ignorance en partage, que de les livrer à l'exploitation de ces abominables écrivains, qui consacrent et prostituent leur talent à la défense des plus mauvaises causes, qui soutiennent les doctrines les plus fausses, qui font l'apologie des crimes les plus infâmes, et qui enfin déversent leur poison dans le cœur de la classe laborieuse!.... Quelle digue opposer à l'effroyable torrent des mauvais livres? torrent qui déborde, qui inonde toutes nos campagnes..... En veut-on la preuve? Eh bien! actuellement, vous rencontrerez, lisant, les jeunes filles commises à la garde des bestiaux ou des troupeaux..... Autrefois, elles profitaient du moment qu'elles allaient aux champs, pour raccommoder leurs effets: aujourd'hui, elles lisent, non, elles dévorent..... Savez-vous quoi? L'*Écho des feuilletons!* Nous parlons *de visu*.

Certaines associations de bienfaisance, et entre autres les sociétés de Saint-Vincent-de-Paul, ont essayé de lutter contre le déluge des mauvais livres, et elles ont répandu dans bien des maisons une petite publication à très-bon marché, intitulée : *les Petites-Lectures*. C'est une œuvre qui ne peut que produire de bons fruits, pourvu qu'on la propage, qu'on la fasse circuler de mains en mains. Et les campagnes ont grand besoin d'être moralisées; car la licence, la débauche, la dépravation, s'y rencontrent maintenant, non pas sur une si grande échelle que dans les villes, mais elles s'y voient malheureusement encore trop fréquemment.

Il y a vingt-cinq ou trente ans, la morale était bien plus sévère et, partant, bien moins relâchée qu'à présent; c'est que les paysans avaient eu moins de contact avec les habitants des villes; c'est que leurs filles n'avaient pas quitté le toit paternel pour aller se mettre en condition chez des bourgeois; c'est que le goût de la toilette ne s'était pas glissé dans ces jeunes cœurs, comme il s'y est infiltré aujourd'hui; c'est qu'il n'y avait point ou peu de bals publics..... Aussi était-il rare, exceptionnel même, de voir de jeunes paysannes traînées sur le banc des Cours d'assises... De nos jours, à chaque session trimestrielle, on les voit figurer sur ce banc d'infamie, pour rendre compte à la société des crimes qui ont été la conséquence de leur inconduite. Hélas! si l'impiété des habitants des campagnes n'était pas aussi grande, verrait-on d'aussi lamentables actions?

Nous avons parlé jusqu'ici aux cultivateurs, mais nous devons adresser quelques mots à trois hommes dont nous avons déjà mentionné les titres, et qu'on rencontre à chaque pas dans toutes les communes rurales; ces trois hommes sont :

LE PRÊTRE,

LE MÉDECIN,

L'INSTITUTEUR.

On nous permettra donc de consacrer quelques lignes à chacun d'eux, afin que leur hygiène soit aussi très - minutieusement et convenablement établie.

Le PRÊTRE est le gardien de la morale religieuse qu'il a pour mission de faire aimer et de faire respecter. Ministre d'un Dieu de paix et d'un Dieu d'amour, d'un Dieu qui nous a tous aimés jusqu'à donner sa vie pour nous, il n'a que de bonnes, de suaves et de consolantes paroles à laisser tomber de ses lèvres; il n'a que des encouragements bienveillants à prodiguer à ceux qui sont dans la voie de la vérité; il n'a que des reproches pleins de mansuétude et de charité à adresser à ceux qui ont été oublieux de leurs devoirs. Ne vous laissez donc pas effrayer, habitants de la campagne, et par son costume sévère et par son air austère; il est bon, il est doux, il est affectueux, il est plein d'onction, plein de cœur! Son âme déborde de tendresse pour ses semblables et surtout pour ceux qui souffrent. Célibataire, et par conséquent affranchi des liens de la famille, il peut vous ouvrir les trésors de son cœur, et, si vous en avez besoin, il peut vous offrir sa bourse. Venez donc à lui, vous tous qui avez des peines; venez, et vous serez soulagés; venez, et vous serez consolés!

Le prêtre a besoin de payer de sa personne et de mettre sévèrement et rigoureusement en pratique les lois de l'hygiène.

Il a des habitudes sédentaires. La récitation de son office, l'obligation où il se trouve de préparer ses instructions, ses sermons; la nécessité de passer souvent, et principalement à la veille de certaines grandes fêtes, plusieurs heures de suite à son confessionnal, le condamnent assez fréquemment à l'immobilité; il est donc nécessaire qu'il fasse quelques promenades, qu'il hante quelques bonnes maisons, qu'il visite ses paroissiens, afin de se soustraire à la pernicieuse influence d'une contention d'esprit trop longtemps prolongée.

Dans ses visites et dans ses relations, qu'il apporte la plus grande réserve, la plus grande retenue, la plus grande circonspection. Toute sa paroisse a les yeux sur lui, l'épie, et quelquefois même ne demanderait pas mieux que de le trouver en défaut.

Le prêtre devra éviter de veiller trop tard, de se livrer à des travaux intellectuels trop assidus; il devra ne pas séjourner trop longtemps de suite au confessionnal, ne pas négliger de satisfaire promptement les besoins qui pourraient se faire sentir.

Il devra manger avec modération, boire peu de vin, éviter les mets trop stimulants, les boissons excitantes, etc.

Le prêtre est appelé à visiter les malades, les vieillards, les infirmes; on va souvent le chercher la nuit, et on lui fait quelquefois parcourir de longues distances à pied, dans la boue, dans la neige, par la pluie. Il devra donc se prémunir contre toutes les intempéries des saisons, et porter, autant que faire se pourra, de la flanelle sur la peau.

En cas d'épidémie, nous lui recommanderons de prendre les précautions convenables lorsqu'il se rendra auprès des malades: mais cette dernière recommandation est superflue. Les prêtres et les religieuses ont fait leurs preuves en temps d'épidémie... rien ne les arrête; ils bravent la mort parce qu'ils savent qu'ils échangeront une vie de misère contre une éternité de bonheur!

Qu'on nous laisse raconter ici très-brièvement l'héroïque conduite d'un bon curé des environs de Tours.

Une épidémie de fièvre typhoïde régnait dans la commune de Saint-Avertin, et avait déjà fait quelques victimes; M. le curé X va visiter un malade atteint de cette terrible affection, et comme il est en danger de mort, il le confesse et lui apporte la sainte communion. Le malade fait des efforts pour vomir et ramène l'hostie sainte peu de temps après l'avoir consommée. Monsieur le curé, n'écoutant que son zèle, fait un effort surhumain; il prend les débris de l'hostie au milieu des matières du vomissement, et la consomme immédiatement. Le généreux ministre de Jésus-Christ mourait dix jours après, victime probablement de sa foi et de son devoir, car il contracta une fièvre typhoïde qui l'enleva avec une extrême rapidité.

Après le prêtre, voici venir le MÉDECIN, dont la mission, quoiqu'elle soit appelée sacerdoce, n'a rien de divin, mais est toute humaine. Le médecin, en effet, ne peut remédier qu'aux infirmités et aux maladies si nombreuses qui affligent notre corps. C'est cependant une bien belle, une bien noble profession que celle qu'il exerce, et comme il a besoin d'avoir l'âme fortement trempée, un dévouement sans bornes, une activité énorme, une charité infinie, pour apporter à tous ceux qui souffrent, consolation, soulagement ou guérison (le véritable médecin guérit quelquefois, soulage souvent, console toujours), sachant surtout qu'il ne recueillera le plus ordinairement, dans toute sa vie de rude labeur, que des fatigues inouïes et une profonde et noire ingratitude!

Toujours à la disposition de ceux qui souffrent, des pauvres et des riches (les pauvres doivent toujours passer avant les riches), il ne craint pas d'exposer sa vie durant les terribles épidémies qui parfois viennent à éclater dans les localités où il exerce. Et on cite comme infâmes, comme lâches, ceux qui ont fui devant le danger. Les épidémies sont le champ de bataille du médecin; il tombe sur ce champ de bataille sans bruit, souvent ignoré de tous; mais Dieu a vu son dévouement, et lui réserve une immortelle récompense!

Parmi les médecins, celui qui se dévoue à la médecine rurale fait assurément un acte d'abnégation dont on devrait lui tenir compte... A toute heure de nuit ou de jour, par tous les temps, il est obligé d'aller pour guérir, soulager ou consoler... et il va; car il ne sait pas refuser; car il ne sait pas alléguer qu'il n'a pas eu le temps de se réconforter, qu'il ne s'est pas couché depuis plusieurs nuits, qu'il est exténué de fatigue, que ses chevaux ne peuvent plus marcher, etc.; il va... un de ses semblables souffre, est en danger de mort, peut-être!... il ne calcule rien de ce qui peut lui arriver de fâcheux à lui, il ne voit que le bien qu'il peut faire... Admirable dévouement que le monde méconnaît, mais, nous le répétons, que Dieu récompensera.

Que le médecin, et que le médecin de campagne surtout mette à profit les règles d'une bonne hygiène.

Qu'il se couvre convenablement suivant les saisons, qu'il ne soit ni trop recherché ni trop négligé dans sa mise; qu'il soit de bonnes mœurs, qu'il soit religieux, qu'il soit sobre, tempérant, qu'il ne hante jamais les cafés et encore moins les cabarets, qu'il soit toujours plein de sangfroid dans les temps d'épidémies, mais que son dévouement ne dégénère jamais en forfanterie ni en bravade.

L'INSTITUTEUR doit trouver place à côté du prêtre et à côté du médecin... c'est un trio obligé dans toute commune rurale, et l'union la plus intime devrait *toujours* régner entre eux.

Si la profession d'instituteur est très-modeste, elle n'en est pas moins une des plus importantes, une des plus considérables que l'on puisse imaginer. Quelle responsabilité n'assume donc pas sur lui un instituteur véritablement digne de ce nom? N'est-il pas chargé de cultiver et de diriger dans une bonne voie, l'intelligence que Dieu a départie à l'homme, et qui établit une ligne de démarcation si tranchée entre l'espèce humaine et les autres êtres de la création? On ne saurait donc entourer de trop de respect, de trop de vénération, les instituteurs réellement pénétrés de la sainteté de leur mission, et désireux de doter la société d'une pépinière de jeunes gens religieux et instruits.

L'avenir du pays repose sur les instituteurs! Ils ont entre les mains une puissance formidable,.... puisqu'ils peuvent, s'ils sont méchants et pervers, préparer une génération dont les actes abominables nous glaceraient d'épouvante; mais aussi, s'ils sont convaincus de l'importance et de la gravité de leur mandat, s'ils ont l'honnêteté en partage, ils peuvent, en quelques années, amener dans le monde une régénération que nous appelons de tous nos vœux. Aussi, ne cacherons-nous pas nos sympathies pour les hommes foncièrement honnêtes et vertueux, chargés de répartir l'instruction dans les campagnes; et serions-nous désireux de voir leur position sociale sensiblement améliorée. Il y a beaucoup à faire pour la classe si nombreuse des instituteurs, qui est réellement déshéritée, et qui est néanmoins digne de toute la bienveillance et de tout l'intérêt du gouvernement.

Si nous avons placé l'instituteur à côté du prêtre et à côté du médecin de campagne, c'est que dans notre pensée ces trois hommes ne peuvent et ne doivent jamais être séparés. Pour être réellement à la hauteur de sa mission, l'instituteur ne doit-il pas conformer son enseignement à la morale évangélique prêchée par le prêtre, et aux conseils hygiéniques prescrits par le médecin? et, comme eux, ne doit-il pas également donner l'exemple d'un assujettissement complet aux préceptes d'une hygiène bien entendue? Il n'est pas permis à un instituteur d'ignorer les premières notions concernant les précautions à prendre pour conserver non-seulement sa santé et celle de sa famille, mais encore celle de tous les enfants qui lui sont confiés. Il a donc beaucoup à étudier et beaucoup à apprendre.

Par sa profession, l'instituteur est condamné à des habitudes très-sédentaires; aussi sera-t-il exposé à des maux de tête, à des étourdissements, à des congestions cérébrales; et ce ne sont pas là les seules affections dont il puisse être atteint. L'exercice continuel de la parole le prédispose encore à des enrouements, à des extinctions de voix, à des rhumes opiniâtres et dangereux, à des crachements de sang, etc... Ce n'est pas tout encore : étant obligé de rester, durant le froid rigoureux de l'hiver, dans des salles dont le degré de température est quelquefois très-élevé, il est nécessairement plus impressionnable qu'un autre à l'air extérieur; il doit donc, dès qu'il franchit le seuil de sa classe, se prémunir contre les refroidissements, en se couvrant convenablement. L'instituteur qui est sujet à s'enrhumer ou à contracter des maux de gorge, des fluxions de poitrine, doit s'astreindre à porter des gilets de flanelle et des cravates épaisses, s'il ne veut pas voir se développer des affections pouvant revêtir le caractère de la plus haute gravité.

Il a donc bien des précautions, bien des ménagements à prendre pour conserver sa santé, surtout s'il est d'une constitution frêle et chétive... Il devra mettre dans tous les actes de sa vie une régularité et une ponctualité très-grandes; il s'arrangera de manière à mettre entre ses heures de classe un temps de récréation suffisant pour qu'il puisse goûter quelque repos, tout en créant un moment de délassement très-utile à ses élèves.

En vue de sa santé et en raison de ce qu'il doit à ses écoliers, l'instituteur se montrera sobre et tempérant; il ne fréquentera jamais ni les cabarets, ni les cafés, ni les estaminets; sa nourriture, on le comprend facilement, ne devra être ni échauffante, ni stimulante, mais douce et réparatrice. Il se donnera bien de garde de faire un usage immodéré des boissons alcooliques, car alors il serait un objet de scandale et un sujet de risée pour tout le monde. Il devra veiller avec un soin scrupuleux à la régularité de tous ses repas.

Appelé à donner l'exemple en toutes choses, l'instituteur devra sans cesse exercer une vigilance extrême sur lui-même; il devra conserver en face de ses élèves un maintien sérieux et digne, exempt de roideur; il devra être ferme, mais bon, doux, et commandant le respect et l'affection; il devra avoir une mise décente, convenable et non recherchée; il devra être de mœurs très-pures; il devra remplir avec conviction et sans affectation ses devoirs religieux : en un mot, il devra faire en sorte d'être parfait, et il devra s'abstenir de tout ce qui serait de nature à compromettre la gravité de son caractère et la sainteté de sa mission.

Ce que nous disons aux instituteurs sera en grande partie applicable aux institutrices. Nous ne ferons cependant pas l'injure de recommander à des femmes la pureté des mœurs, la tempérance et la sobriété. Il est évident qu'on ne trouve qu'exceptionnellement, très-exceptionnellement même, des institutrices adonnées à la débauche ou à l'ivrognerie... Et quand malheureusement des faits aussi scandaleux leur sont justement imputés, on les a bientôt expulsées des communes où elles avaient été placées.

Il ne suffit pas de tracer des règles hygiéniques pour le compte personnel des instituteurs et des institutrices, il faut encore songer aux soins que réclame la santé des enfants qui leur sont confiés. Ainsi donc, il faudra :

1° Que les élèves soient admis dans une classe vaste et suffisamment ventilée, fraîche en été, bien chauffée en hiver, et il faudra s'attacher à ce qu'ils ne se refroidissent pas, soit à leur arrivée à l'école, soit à leur sortie.

2° Que les élèves soient vêtus modestement, décemment, proprement, et suivant la saison, c'est-à-dire légèrement en été, chaudement en hiver. On veillera à ce que, pendant les récréations, ils n'aillent pas jouer dans les endroits de la cour qui pourraient être humides et où il pourrait y avoir des flaques d'eau, car ils se mouilleraient les pieds et seraient exposés à s'enrhumer. On ne leur permettra pas de quitter leurs vêtements lorsqu'ils sont en transpiration. On leur conseillera de jouer avec ardeur pendant la saison froide et rigoureuse, et modérément pendant les grandes chaleurs.

3° Que les soins de propreté les plus minutieux soient exigés ; examiner avec beaucoup d'attention la tête, les diverses parties du visage, les mains, les pieds des enfants ; et les contraindre à les avoir toujours propres.

4° Que le travail soit basé sur les aptitudes des enfants. Il faudra se montrer bien circonspect, bien prudent, lorsqu'il s'agira d'élèves délicats, impressionnables et d'une intelligence très-précoce et très-développée, car si on cherchait à les stimuler, à les aiguillonner pour en faire de petits prodiges, on se procurerait une cruelle déception, puisqu'on pourrait faire éclater, par ce surcroît d'activité imprimée au cerveau, une terrible maladie qui ne pardonne presque jamais, *la fièvre cérébrale !*

5° S'attacher avec la plus ardente sollicitude au maintien des bonnes mœurs, prévenir et réprimer toutes les habitudes mauvaises; chasser sans pitié un élève perverti et incorrigible qui pourrait corrompre, par son pernicieux exemple, et par son langage impur, toute une école.

6° Dans les communes où l'école des filles est contiguë à celle des garçons, exiger que l'heure de l'arrivée des filles en classe ne coïncide pas avec celle des garçons, et faire également en sorte que l'heure de la sortie de la classe ne soit pas la même pour les deux sexes. Les filles pourraient arriver et sortir un quart-d'heure avant les garçons.

CHAPITRE VIII

DES PASSIONS

Les passions ou mouvements déréglés de l'âme sont pour l'homme une cause incessante de maux et de tourments.

Nous devons confesser tout de suite que quelques-unes de ces passions ont moins d'écho dans l'âme des campagnards que dans celle des citadins : mais malheureusement nos paysans n'en sont pas exempts.

Nous dirons donc quelques mots ici :

1° De la Gourmandise;
2° De la Luxure;
3° De la Colère;
4° De la Paresse;
5° De l'Envie;
6° De l'Avarice;
7° De l'Orgueil.

Ces passions sont connues dans le Catéchisme sous le nom de péchés capitaux : elles avilissent, abrutissent et dégradent l'espèce humaine.

1° *De la Gourmandise.* La *Gourmandise* est cette passion qui pousse l'homme *à faire un dieu de son ventre*, c'est-à-dire à boire et à manger avec excès, jusqu'à se rendre malade.

Quand l'homme se livre aux excès alcooliques, et s'enivre, soit avec du vin, soit avec du cidre, soit avec de l'eau-de-vie, soit avec d'autres liqueurs, cette hideuse passion prend le nom d'*ivrognerie.*

Rien n'est si commun aujourd'hui que les gourmands et que les ivrognes, et l'on peut affirmer, sans crainte d'être démenti, que la gourmandise et que l'ivrognerie ont le pas sur les autres passions, même sur la luxure.

Nous devons dire tout de suite que dans les campagnes la gourmandise, sous la dénomination de friandise, raffinements culinaires, est généralement peu connue, à l'exception de celles du Jura, toutefois, où les ouvriers se montrent, pour la *bonne chère,* d'une exigence telle, que leurs maîtres mangent leurs restes par gourmandise. Mais elle est remplacée dans les autres contrées, par une sorte de voracité qui se remarque lorsque certains paysans sont invités à manger en dehors de chez eux. Leur sert-on un mets à leur convenance ; quelque copieux qu'il soit, ils l'absorberont en entier ; et, chose curieuse, ils laisseront seulement un simple petit morceau, une bouchée dans le plat, afin de témoigner qu'ils en ont eu assez, et qu'ils sont satisfaits. Qui n'a assisté à une noce de campagne ? Et qui, alors, n'a pu juger la capacité de quelques-uns de ces appétits ? Il y a peut-être encore quelque chose de plus effrayant, c'est de voir les paysans manger lorsqu'ils font les vendanges chez des bourgeois. Hommes et femmes, filles et garçons font une telle bombance, qu'ils sont souvent malades pendant la nuit, et ont des indigestions ; ce qui ne les empêche pas de recommencer le lendemain le même genre de vie, et d'engloutir autant d'aliments que leur estomac en peut contenir. Ce n'est pas la qualité des mets qui leur convient, qui les flatte, dans nos départements du moins, c'est la quantité!.... Cette assertion, qui s'applique à quelques hommes seulement, et que nous ne voulons pas, Dieu nous en garde, généraliser, est vraie, et nous ne craignons pas de démenti sur ce point, parce que nous ne parlons que de ce que nous avons vu.

La gourmandise, telle que nous la dépeignons, est une passion dégoûtante, ignoble. qui ravale l'homme au-dessous de la brute. On peut jusqu'à un certain point tolérer l'amour de la table, de la bonne chère, des friandises; mais manger gloutonnement jusqu'à se rendre malade, est une faute essentiellement grave et répréhensible, qu'on ne saurait trop flétrir.

La gourmandise, sous forme de voracité, de gloutonnerie, amoindrit l'esprit et affaiblit l'intelligence : elle est une source d'infirmités ou de maladies très-nombreuses et très-sérieuses; et de plus, elle est ruineuse, non pas seulement parce que l'individu peut se livrer à de grandes dépenses pour satisfaire sa passion gloutonne et vorace, mais parce que la conséquence de la gourmandise, c'est la paresse, c'est l'oisiveté, c'est la nonchalance, c'est l'apathie. A-t-on jamais vu un ouvrier gourmand être un ouvrier actif?

L'hygiène prescrit la tempérance : pour vivre longtemps et en bonne santé, il faut être sobre, il faut être tempérant. Qu'on se le dise !

Est-il besoin de faire une mention spéciale de l'ivrognerie?

Nous reconnaissons tout de suite et avec bonheur que les habitants de la campagne sont généralement peu enclins à cette passion; mais comme ce petit livre peut tomber en d'autres mains que les leurs, il est bon d'en dire quelques mots. Qui ne sait dans quel état d'abrutissement tombent les ivrognes, quel que soit le liquide avec lequel ils s'enivrent, vin, bière, cidre, eau-de-vie, liqueurs!

L'ivrognerie fait perdre l'intelligence, la raison et expose l'homme aux excès les plus coupables, aux crimes les plus grands. Est-ce que les journaux ne retentissent pas tous les jours des malheurs sans nombre occasionnés par des hommes en état d'ivresse ?

L'ivrogne, a dit avec justesse le docteur Jules Lebèle, *n'est plus un homme et c'est moins qu'une bête.*

A combien de maladies l'ivrogne n'est-il pas sujet? De combien d'accidents ne peut-il pas être victime ?

Puis, de quelle immoralité n'est pas l'ivrognerie ? A quels vices ne conduit-elle pas? L'ivrogne hante le cabaret; il y dépense en folles orgies l'argent qu'il a eu bien de la peine à gagner pendant toute sa semaine, et qui devait servir à payer ou son loyer, ou son boulanger, ou les autres dettes qu'il pouvait avoir contractées. En quelques heures, il dépense, à régaler ses amis, des ivrognes comme lui, toute sa paie; et il rentre à son domicile dans un état d'ivresse complet, après avoir gaspillé son argent. Sa femme et ses petits enfants sont à demi nus, grelottants, mourant de faim (ils n'ont ni pain, ni bois, ni vêtements, ni de quoi en acheter). Ils lui demandent en pleurant, en sanglotant de quoi assouvir leur faim, de quoi réchauffer leurs membres engourdis ou glacés par le froid...... et lui, le misérable, ne craint pas de se livrer sur ces malheureux êtres à des sévices graves pour faire taire leurs voix plaintives, leurs voix accusatrices qui viennent troubler sa conscience et la bourreler de remords !....

Que les ouvriers y songent donc, l'ivrognerie est une passion dégradante ! Ils devront veiller avec un soin scrupuleux à ne jamais s'y laisser entraîner, et faire en sorte que leurs enfants profitent des bons exemples qu'ils leur auront donnés. Mais si, négligeant nos sages préceptes, ils contractent cette hideuse passion, leurs fils marcheront sur leurs traces, les dépasseront même peut-être en orgies, et ils n'auront pas une observation à leur adresser, un reproche à formuler contre eux !

Vous entendez dire parfois : Cet homme s'est adonné à l'ivrognerie, parce qu'il a eu de grands malheurs à déplorer, malheurs domestiques, revers de fortune, etc. Quelles que soient les adversités et les douleurs qui viennent fondre sur un homme, il n'a pas le droit de sacrifier, de perdre, de ruiner avec sa santé, son intelligence, cette noble faculté que Dieu lui a concédée, et de s'avilir *jusqu'à noyer son chagrin dans le vin.* N'y a-t-il pas à sa disposition un homme toujours prêt à le consoler, toujours prêt à lui venir en aide ? Cet homme, vous l'avez tous nommé, c'est le prêtre. Le prêtre, ministre de la religion, a des paroles de consolation et d'encouragement pour toutes les infortunes, pour toutes les peines, quelque poignantes qu'elles soient. Que l'homme abîmé dans sa douleur aille donc trouver un prêtre, qu'il lui ouvre son cœur, qu'il écoute ses avis, qu'il mette en pratique les moyens qu'il lui indiquera pour rappeler la sérénité et le calme dans son âme, et il puisera la force de se retremper et de se fortifier contre ses malheurs, et sortira vainqueur de ces terribles épreuves ; tandis qu'au cabaret, il s'avilira, se dégradera, et son avilissement aura bientôt une fin qui viendra couronner toute cette vie ignominieuse, une fin misérable, abjecte, le *suicide* peut-être, digne de la réprobation de tous les gens de bien !....

Que les ouvriers des campagnes se gardent bien de se livrer à ces actes ignobles et inouïs d'intempérance, toujours cause de la mort de ceux qui s'y laissent aller : nous voulons parler de ces sortes de bravades que quelques hommes plus qu'imprudents font au cabaret, alors que leur tête est déjà échauffée par les fumées du vin.... Ils parient de boire d'un seul trait un litre d'eau-de-vie..... Ils gagnent toujours leur pari, mais au bout de quelques jours et parfois au bout de quelques heures, ils succombent inévitablement, après avoir enduré les plus atroces souffrances.

On a cherché à arrêter la funeste extension de l'usage des alcooliques, et c'est pour cela que les sociétés de tempérance ont été instituées. Établies d'abord dans quelques localités des États-Unis, elles furent importées en Angleterre en 1829. Le but des sociétés de tempérance est de chercher à détruire l'ivrognerie, et surtout l'abus de l'eau-de-vie, par l'exemple que donnent les membres de ces sociétés et leurs familles, en même temps qu'elles répandent dans les classes laborieuses des idées plus précises et plus justes sur les effets fâcheux des alcooliques.

L'Angleterre, l'Écosse et l'Irlande comptent huit cent cinquante sociétés de tempérance, auxquelles ont adhéré un million six cent quarante mille membres.

Dans l'Amérique du Sud, il y a également de nombreux adhérents aux sociétés de tempérance.

En Allemagne, on compte environ quinze cents sociétés de tempérance et treize cent mille adhérents.

La Suède et la Norwége possèdent cinq cent dix sociétés de tempérance, et cent vingt mille personnes en font partie.

La France, la Russie, la Prusse, l'Autriche et l'Italie n'ont pas de ces sortes de sociétés.

Il est prouvé que dans la Grande-Bretagne, sept mille personnes périssent chaque année par suite d'accidents occasionnés par l'ivrognerie, et que cinq cent cinquante millions de dollars (le dollar vaut cinq francs) sont dissipés en boissons, dans le même espace de temps, par les classes ouvrières.

Mais, à défaut de sociétés de tempérance, ne pourrait-on pas prendre, dans chaque commune de France, un arrêté municipal indiquant, comme l'a fait M. le Maire de Tours et comme l'a depuis indiqué Son Excellence M. le Ministre de l'Intérieur, que tout individu qui sera trouvé sur la voie publique, dans les débits de boissons ou autres lieux publics, en un état d'ivresse de nature à occasionner du désordre ou du scandale, et présentant un danger pour lui-même ou pour autrui, sera immédiatement arrêté, et mis en lieu sûr?

Le contrevenant sera, de plus, traduit devant le tribunal de simple police.

Tout individu, assisté par un Bureau de bienfaisance et qui aura été l'objet de poursuites pour cause d'ivresse, sera rayé de la liste des indigents à secourir.

Les débitants de boissons seront formellement et expressément avertis que, s'ils donnent à boire aux gens ivres, s'ils les reçoivent même, ou s'ils favorisent l'ivresse en poussant à la consommation des boissons, ils seront traduits devant le tribunal de simple police, et de plus, l'Autorité n'hésitera pas à faire fermer leurs établissements.

Il y a en France un grand nombre d'associations de bienfaisance, d'associations de secours mutuels, etc., ne pourrait-on pas exiger que dans les statuts il y eût un article spécial mentionnant que tout membre qui aurait été trouvé en état d'ivresse sur la voie publique, cesserait de droit de faire partie de la société, et par conséquent d'être secouru par elle? Ce dernier moyen serait peut-être d'une grande efficacité.

2° *De la Luxure.* La luxure est une passion à l'ordre du jour. Elle a jeté des racines profondes dans toutes les classes de la société : on la rencontre, en effet, et chez le gentilhomme, et chez le bourgeois, et chez l'ouvrier, et chez le campagnard.

Tel gentilhomme a jadis séduit la fille de son fermier, et en se livrant à cet acte immoral, il a fait un mal affreux, un mal incalculable, que le temps, que les siècles n'ont point adouci, tant s'en faut; car il a fait naître et germer dans le cœur des habitants des campagnes des pensées de haine, de colère, d'envie, de luxure.

Des pensées de haine, qui se traduisent de toutes les manières possibles. Une grande dame, quelque bonne, quelque pieuse, quelque vertueuse, quelque charitable qu'elle soit, sera toujours par eux blâmée, déchirée, traînée dans la boue : et quand bien même sa conduite ne donnerait pas prise à la moindre critique, on ne craindra pas d'inventer quelques infamies pour la perdre et pour la faire croire coupable. On est méchant, on est cruel au village !.... Nous parlons avec connaissance de cause, et parce que nous avons vu de ces vengeances à nulle autre pareilles.

Des pensées de colère, parce qu'ils ont toujours un affront sanglant à laver, celui du rapt ou du déshonneur de leurs filles qui s'est transmis de siècle en siècle, et qu'ils n'ont point oublié..... Et ces pensées de colère se traduisent dans toutes leurs paroles, dans tous leurs actes.

Des pensées d'envie, parce qu'ils voudraient être riches, parés, oisifs, menant joyeuse vie, affichant le scandale et l'insolence.

Des pensées de luxure, parce qu'ils croient que le bonheur est là, puisque les grands, les puissants du jour, les riches courent après ce bonheur : puisque les grands ne se contentent pas des dames titrées, et qu'ils descendent non-seulement à la classe bourgeoise, mais encore qu'ils se faufilent dans la classe ouvrière pour y choisir leurs maîtresses. Oui, la luxure a été implantée chez le peuple par la classe aisée; et c'est là une tache d'huile sur certains blasons, tache d'huile qui ne s'effacera jamais, mais qui ira toujours s'agrandissant.

La luxure est tellement entrée dans le cœur des cultivateurs, que nous pourrions affirmer qu'elle y est vivace.

A quelque âge, à quelque sexe que l'on s'adresse, on trouvera toujours dans les campagnes cette hideuse passion dressant la tête.

Chez les enfants de l'un et de l'autre sexe, ce sont les mauvaises habitudes avec leurs terribles conséquences.

Chez les adolescents et chez les adultes, ce sont des actes de débauche inouïs, et auxquels on se refuserait à croire, si ce sujet était traité par d'autres que par un médecin qui ne parle que de ce qu'il a vu.

Nous nous sommes souvent demandé, en nous recueillant avec soin, si dans les communes rurales de quelques contrées de la France, que nous ne voulons pas nommer ici, on trouverait beaucoup de jeunes filles innocentes, beaucoup de jeunes filles ne s'étant pas livrées à de honteux plaisirs, soit seules, soit en compagnie de jeunes hommes? Nous avons pris des renseignements à d'excellentes sources; et ces renseignements ont été désespérants! « Le ton, le langage, les manières des jeunes garçons, nous écrivait-on, dénotent et accusent la licence la plus effrénée. La tenue des jeunes filles est hardie et provocante!!! »

Que de filles-mères dans les campagnes!!!

Que d'infanticides!!!

Ne croyez pas que cette vie de débauche soit seulement l'apanage de la jeunesse.

Dans l'âge mûr, dans la vieillesse, mêmes penchants, mêmes goûts, même dépravation.

Les hommes veufs ou les célibataires prennent à leur service de jeunes filles pour domestiques; et après les avoir séduites, ils vivent avec elles dans un honteux concubinage; ils ont de ces filles un ou plusieurs enfants, et ne pensent pas à légitimer par le mariage ces malheureuses et innocentes créatures.

Dans le Jura, les paysans craignent les charges du mariage, et ils ne se décident à se marier que dans un âge très-avancé, alors qu'ils ne pourront plus avoir d'enfants. Aussi dans ces contrées, les campagnes sont-elles tellement dépeuplées, que le clergé est obligé de tonner en chaire contre cette déplorable coutume.

Que faire? y a-t-il un remède à opposer à ce fougueux et impétueux torrent qu'on appelle la luxure? Y a-t-il quelque influence à exercer sur ces hommes ignorants et incrédules, qui ne vivent que par les sens et que pour les sens? Ce remède, cette influence existent..... C'est la religion! Mais les paysans se rient de la morale et de la religion! Qui donc aura assez d'empire sur eux pour les forcer à écouter cette voix suppliante et pour les contraindre à se rendre à son appel? Il faudrait changer le mode d'éducation de la jeunesse; il faudrait soustraire les enfants du contact des luxurieux, leur interdire d'ouvrir les yeux et de voir les scandales et les orgies qui se passent autour d'eux; leur défendre d'écouter et d'entendre les propos obscènes et licencieux qui sans cesse résonnent à leurs oreilles.

Est-ce possible? Non, mille fois non. Le cynisme est tellement grand, tellement répandu, que c'est à qui fera parade de la plus flagrante immoralité; c'est à qui se vantera de plus nombreuses prouesses, de plus nombreuses conquêtes; c'est à qui se flattera d'avoir séduit ou trompé le plus de jeunes filles, le plus de jeunes femmes!...

Hélas! où allons-nous? Et quel dévergondage est celui de la société au milieu de laquelle nous vivons? Comme le médecin chrétien est placé pour voir tous ces abominables forfaits et pour gémir sur tous ces actes infâmes!

La saillie des femelles des animaux se fait, dans la plupart des campagnes, en présence des jeunes filles et des jeunes garçons, au milieu des quolibets et des propos les plus obscènes. L'Autorité supérieure ne devrait-elle pas intervenir dans une question si importante et qui intéresse à un si haut point la morale publique?

Il y a cinq ou six ans, M. le Préfet du Doubs a interdit la saillie des femelles d'animaux en public, et les résultats de cette mesure ont été très-salutaires pour ce département. On ne saurait donc trop insister pour que l'exemple donné par ce magistrat fût suivi par tous ses collègues; et que dans toute la France une semblable défense fût adressée à tous les cultivateurs.

Les bals publics sont des écoles de libertinage. Ne pourrait-on pas les interdire ? Quand l'autorité municipale est en bonne harmonie avec l'autorité ecclésiastique, elle refuse obstinément l'autorisation d'ouvrir ces sortes de bals..... et la morale s'en trouve merveilleusement bien !

Un bon moyen de parer à la luxure, le seul peut-être efficace, c'est de marier les jeunes gens de bonne heure, lorsqu'on est certain qu'ils ont de l'affection l'un pour l'autre et qu'ils offrent tous les deux des garanties suffisantes de moralité..... Une fois mariés, ils reviendront peut-être à des sentiments religieux, et rentreront dans la bonne voie. L'avenir dépend de ces unions faites dans les bonnes conditions que nous indiquons; car les enfants qui résulteront de ces mariages, ayant été élevés convenablement, religieusement, pourront peut-être donner un jour des résultats que nous n'osons pas encore espérer, mais que cependant nous appelons de tous nos vœux.

3° *De la colère*. La *colère* est une passion qui prive l'homme de son sang-froid et de son bon sens, dès qu'il éprouve la moindre contrariété, la plus légère contradiction.

L'homme qui se laisse aller à la colère fait toujours un fort mauvais ouvrier, car il n'a pas toujours la patience d'achever l'ouvrage qu'il a commencé.

La colère est une passion désastreuse pour la santé. Ne voit-on pas, en effet, tous les jours, des hommes sanguins, impressionnables, qui, étant entrés dans un violent accès de colère, ont été instantanément frappés d'apoplexie foudroyante ou de coup de sang. Les femmes peuvent bien éprouver les mêmes accidents, mais cela arrive beaucoup plus rarement, et elles en sont ordinairement quittes pour une crise de nerfs ou pour un évanouissement.

Lorsqu'un homme est en colère, il ne faut pas lui résister, on l'exaspérerait alors, et il pourrait se livrer aux plus grands excès, aux plus grands crimes ; excès ou crimes qu'il déplorerait plus tard, mais auxquels il serait la plupart du temps impossible de remédier. Il faut l'abandonner à lui-même, il se calmera bientôt, et peut-être alors sera-t-il possible de lui faire comprendre ses égarements ou ses emportements.

Il faut habituer de bonne heure les enfants à se calmer, à se dompter lorsqu'ils sont sur le point de se fâcher; c'est le moyen d'en faire par la suite des hommes doux et aimables, d'un commerce facile et agréable; et un moyen de métamorphoser la société où de nos jours tant de partis, tant d'opinions, tant d'épreuves amènent des contestations, des discussions qui divisent les hommes et les irritent les uns contre les autres. Quand donc les hommes seront-ils véritablement frères?

4° *De la paresse.* Si l'on prétend que l'*oisiveté est la mère de tous les vices*, que ne dira-t-on pas de la *paresse?* L'oisif ne travaille pas, il est vrai, mais il est dans l'aisance et n'a pas besoin de gagner sa vie. Le paresseux, au contraire, se trouve dans la nécessité de se livrer à un travail quelconque, à une profession, pour subsister, et pour élever sa famille s'il est marié.

On peut cependant affirmer, et c'est là une opinion généralement accréditée, que les oisifs et que les paresseux sont des êtres à peu près inutiles dans la société. Ils sont profondément égoïstes et incapables de se dévouer ou de se sacrifier pour leurs semblables. Ils ne recherchent que la satisfaction de leurs jouissances, de leurs passions. Il est de règle, et la fréquentation des ouvriers démontre la justesse de cette observation, qu'un individu paresseux est ivrogne et souvent libertin.

Hâtons-nous de dire que la paresse se trouve exceptionnellement chez les habitants des campagnes ; ils ont presque tous la soif de l'or; et pour ramasser de l'or, il faut être très-actif et non paresseux.

La paresse n'est pas seulement pernicieuse pour les mœurs, puisqu'elle mène au libertinage ; mais elle l'est encore pour l'intelligence et pour la santé. C'est ce que nous allons démontrer.

La paresse est préjudiciable à l'intelligence, parce que le paresseux ne veut rien apprendre, et que son esprit, privé d'exercice, d'aliment, s'engourdit et s'étiole. Enfant, il refuse d'apprendre à lire, à écrire, à mettre l'orthographe, etc. Adulte, il ne saura pas apprendre un état, ou s'il l'apprend, il ne le connaîtra que très-imparfaitement et sera un *fort mauvais ouvrier ;* alors il végétera, ne trouvera pas de clientèle et finira par faire de mauvaises affaires, par faire banqueroute.

La paresse est préjudiciable à la santé, car le paresseux se condamne volontairement à l'immobilité, par suite d'apathie, de nonchalance, d'insouciance; il ne fait prendre à son corps aucun exercice salutaire, il néglige les soins de propreté même les plus indispensables, il croupit dans son lit, etc. Comme conséquence de ces déplorables habitudes, l'appétit languit, se perd même, et pour le stimuler, pour le réveiller, le paresseux a recours à l'absinthe, au vermouth ou à d'autres boissons excitantes, aux mets irritants, fortement épicés, qui occasionnent fréquemment des maladies incurables et promptement mortelles.

L'ouvrier paresseux est toujours pauvre; il est souvent voleur.

L'ouvrier actif, au contraire, est souvent à l'aise; il est presque toujours honnête.

Nous constatons avec peine que la paresse tend à devenir épidémique par suite du droit à l'assistance : en effet, l'institution des Bureaux de bienfaisance, des médecins cantonaux, et de perfides insinuations surtout, font souvent croire à l'ouvrier sans énergie, qu'il ne manquera jamais, et qu'on lui viendra toujours en aide !

Que les ouvriers travaillent donc toujours avec courage pour nourrir et élever leur famille et pour faire quelques économies qu'ils placeront à la caisse d'épargne, afin de parer aux éventualités de la vieillesse ou de la maladie.

Que les enfants soient habitués de bonne heure à la plus grande activité, et qu'on s'efforce de leur faire aimer le travail en le rendant attrayant. Tout le secret est là pour vaincre la paresse et pour triompher de l'oisiveté.

5° *De l'envie.* Quelle affreuse passion que l'envie! Elle est pour celui qui en est atteint un sujet incessant de trouble et d'ennui. Un homme envieux est un être bien malheureux; *il n'est jamais content de son sort;* il envisage tous ceux qui sont au-dessus de lui par la position sociale, par la naissance, par le talent, etc.; et il se consume en regrets de ne pouvoir, sinon les dépasser, du moins les égaler.

La *jalousie* marche côte à côte avec l'envie.

Heureux, mille fois heureux les envieux ou les jaloux, quand ils n'appellent pas au secours de leur effroyable passion, et pour l'assouvir, les infâmes moyens qu'on voit malheureusement si souvent invoqués par eux : nous voulons parler de la calomnie, des intrigues, des vols, des assassinats!...

L'envie est donc un des grands fléaux de la société. Elle se rencontre assez communément chez l'habitant des campagnes, non pas toujours avec ses terribles auxiliaires, mais elle n'est pas quelquefois sans porter préjudice à leur santé physique ou morale.

Les ouvriers de la campagne sont accablés par des travaux excessivement pénibles; ils s'y livrent avec ardeur pour la plupart; et quand ils sont occupés à faner, à moissonner, à tailler la vigne, à labourer, etc., supportant les intempéries des saisons, et qu'ils voient passer un brillant équipage dont les chevaux fringants font au loin voler la poussière, une pensée d'envie vient germer dans leur cœur; ils regrettent de ne pas être nés dans une position élevée, dans une classe privilégiée, afin de vivre dans le calme et dans l'oisiveté, et de ne pas être obligés de supporter l'étouffante chaleur des longues journées d'été, ou le froid brumeux de l'hiver. Ils murmurent contre la Providence, demandent ce que ces bourgeois, ces riches, ces nobles ont fait au bon Dieu de plus qu'eux, pour naître si heureux!... Et cependant, on peut le dire en toute assurance, les paysans sont bien souvent plus heureux que les nobles ou que les riches dont ils envient la position. S'ils connaissaient toutes les angoisses, toutes les perplexités, tous les ennuis que les gens du monde abritent sous leurs lambris dorés, et dérobent sous leurs vêtements de velours ou de soie, ils se prendraient à remercier Dieu de leur sort, Dieu qui a si bien fait tout ce qu'il a fait.

Nous avons hâte de dire que cette envie-là est fugace ; elle se traduit par quelques quolibets, par quelques jurons, par quelques apostrophes, et au bout d'un instant il n'en reste pas de traces. Mais il n'en est pas de même pour ce qui est de l'envie, prenant naissance dans la prospérité d'un voisin ou d'un rival. Et les journaux nous montrent parfois, au lieu des mœurs que l'on croit et que l'on dit si douces dans les campagnes, des actes de sauvagerie ou de férocité suscités par l'envie ou par la jalousie.

« A un concours régional, un tel l'a emporté sur moi, il a eu « le premier prix, je le méritais; il a intrigué, c'est une injus- « tice, je me vengerai. » Et la vengeance arrive prompte et terrible. Un guet-apens est institué, le rival heureux doit passer le soir dans un chemin désert; on s'embusque derrière une haie, derrière un arbre, et lorsqu'on a reconnu son ennemi, on décharge sur lui un fusil, et la pauvre victime de l'envie tombe inanimée, baignée dans son sang.

Plusieurs faits de ce genre, hideux à raconter, ont été observés dans certaines contrées de la France.

D'autres fois, l'envie ne se traduit pas par l'homicide, mais par le suicide. Tel fermier ou tel cultivateur qui n'aura pas réussi aussi bien que tel autre, soit dans l'élève des bestiaux, soit dans des produits agricoles, en concevra un fond de chagrin si considérable, qu'il deviendra triste, mélancolique, qu'il perdra l'appétit, le sommeil, donnera des signes de folie et se suicidera. Nous connaissons bien des exemples de folie ou de suicide dus à cette cause, l'envie!...

Et cependant, ne faut-il pas que de tout temps il y ait inégalité dans les positions. Les utopistes qui ont rêvé l'égalité, et qui ont eu le tort immense de la promettre aux hommes peu éclairés, auraient-ils pu la mettre en pratique pendant un seul jour, pendant une seule heure? Quoi! ferez-vous labourer, ensemencer, moissonner, faucher, un homme de cabinet, un mathématicien, un poète? Et ferez-vous faire de la littérature, des mathématiques, de la poésie, à un cultivateur? Il y a eu de tout temps des pauvres et des riches; il y en aura toujours. Il y a eu de tout temps des hommes se livrant aux travaux de l'esprit, et des hommes se livrant à des travaux manuels; il y en aura toujours. Il y a eu de tout temps des hommes qui ont commandé, et des hommes qui ont obéi; il y en aura toujours. Il y a eu de tout temps des gens heureux et des gens malheureux, il y en aura toujours. Il y a eu de tout temps des hommes vigoureux et des hommes chétifs, il y en aura toujours, etc., etc. Dieu l'a ainsi voulu. Inclinons-nous donc devant sa souveraine décision. Ne soyons jamais ni jaloux ni envieux de nos semblables : tâchons de les égaler et même de les surpasser en qualités, en vertus... Cette envie-là est noble et permise, et produira toujours d'excellents résultats. Mais quant à l'envie basse et sordide, pouvant mener au crime, qu'elle ne souille jamais la conscience des habitants des campagnes.

On ne doit jamais oublier de punir sévèrement les enfants envieux et jaloux. L'envie est un vice très-commun dans l'enfance; et tous ceux qui s'occupent de l'éducation de la jeunesse doivent s'efforcer de l'extirper des cœurs qui leur sont confiés.

6° *De l'avarice.* C'est une passion tellement commune dans les campagnes, qu'on pourrait dire que l'avarice est la règle, et que la dissipation est l'exception. Entasser sous sur sous, accumuler pièces d'argent sur pièces d'argent, empiler or sur or, afin d'acheter une pièce de terre ou un morceau de vignes, une parcelle de pré, telle est la ligne de conduite de tout paysan. Aussi engage-t-il souvent sa conscience, affaiblit-il sa santé, se prive-t-il du strict nécessaire pour arriver à son but, *posséder beaucoup de bien au soleil.*

Cette passion n'est cependant pas exactement la même que celle que l'on rencontre dans les classes riches, aisées, et où l'on voit l'avare pâlir en contemplation de son trésor. L'avarice, chez les cultivateurs, n'a d'autre mobile que celui d'augmenter leurs possessions territoriales. Ils n'accumulent pas de l'argent pour le cacher et l'examiner de temps en temps; ils s'efforcent d'épargner, d'économiser les plus petites sommes, de les ajouter à d'autres sommes, afin de faire en un certain laps de temps un capital suffisant pour acheter un ou plusieurs hectares de terrain. Voilà quelle est leur avarice. Comme on le voit, c'est une variante de celle des gens riches.

Le cœur d'un certain nombre de cultivateurs est fermé à la charité : ils ne savent ce que c'est que de s'imposer un petit sacrifice d'argent pour venir en aide à une grande infortune. Dans d'effroyables calamités (inondations, incendies, etc.) on voit très-rarement les cultivateurs, quelque riches qu'ils soient, possédassent-ils pour plusieurs centaines de mille francs de bien, donner la modique somme de *un franc* pour soulager leurs semblables atteints par de terribles désastres. Ils sont donc en général peu sensibles au malheur d'autrui, peu humains, peu charitables.

On voit bien cependant, dans les campagnes, les paysans donner asile aux mendiants, leur accorder un morceau de pain; mais s'ils les accueillent, ce n'est pas toujours par charité, c'est tout simplement parce qu'ils redoutent leur vengeance. Que d'incendies n'a-t-on pas vu allumés par la main des vagabonds qui avaient été repoussés avec brutalité des fermes où ils avaient demandé asile...

... Les paysans se souviennent; ils ont peur, et alors il n'est pas surprenant qu'ils abritent et hébergent parfois des mendiants!

Cependant, à côté de ce que nous avançons sur l'avarice des gens de campagne, nous devons citer un fait qui semblerait infirmer nos assertions.

Les vignerons de toute la France ont établi entre eux des sociétés de secours mutuels, afin de venir en aide à ceux de leurs confrères malades, infirmes, et par conséquent dans l'impossibilité d'effectuer leurs travaux. Un membre d'une de ces sociétés vient-il à tomber malade, on en informe le président : il convoque ou réunit immédiatement dix, vingt, trente associés, suivant l'importance du travail à faire. Tous sont exacts au rendez-vous, ils se mettent à l'œuvre, et en quelques heures ils taillent ou bèchent la vigne du malade ou celle qu'il avait prise à façon. Ils sont donc humains, dira-t-on, et ils ont été calomniés! Qu'on ne soit pas si prompt à juger. La maladie peut venir à atteindre aussi chacun d'eux, et ils auraient le même bénéfice que celui qu'ils ont procuré à l'associé qu'ils viennent de secourir. Pour eux, il y a donc bénéfice à entrer dans cette association : et ce qui, au premier abord, pourrait passer pour un acte d'humanité, est peut-être bien, pour quelques-uns, tout simplement une affaire de calcul; car ils n'auront point à débourser d'argent, à payer des façons fort cher, si la maladie vient les visiter. Tout alors, pour eux, sera profit.

Loin de nous la pensée de vouloir faire des cultivateurs de véritables dissipateurs ou des hommes prodigues. Nous voudrions seulement qu'ils comprissent mieux leurs intérêts, en soignant leur santé convenablement, en se vêtissant avec plus de soin, en se nourrissant d'une manière plus conforme et plus en rapport avec les rudes travaux auxquels ils se livrent; enfin, en ne fermant pas leurs cœurs aux sentiments généreux, à la charité envers leurs frères malheureux ou souffrants. Qu'ils ne perdent jamais de vue que Dieu leur rendra un jour au centuple le bien qu'ils auront fait à leurs semblables!

7° *De l'orgueil.* — L'*orgueil* n'est pas une passion qui soit bien répandue dans les campagnes. Les cultivateurs très-riches, très-aisés, et ils sont nombreux, n'ont pas, vis-à-vis de leurs domestiques, cet air de morgue, que l'on rencontre dans les autres classes de la société. Chez eux, il y a plus de laisser-aller, plus de sans-façon; ils vivent de la même vie, ils s'associent aux mêmes travaux, ils partagent le même pain, ils mangent la même soupe, ils s'asseoient à la même table; ils ne sont pas plus somptueusement vêtus, ils ne se soignent pas mieux. Ainsi, nous le répétons, l'orgueil n'est pas leur passion dominante.

Comme il n'y a pas de règle sans exception, on rencontre par-ci, par-là, des paysans riches, beaux discoureurs, ayant la prétention de tout savoir, de tout connaître, et d'imposer leurs convictions aux autres. Quoiqu'on trouve quelques cultivateurs de cette trempe, nous pouvons affirmer que ce sont de rares, de très-rares exceptions.

Il y a cependant, chez les paysans, un certain *amour-propre* qui n'est pas à proprement parler de l'orgueil, mais qui les pousse à ne point accepter les conseils, les avis qui leur sont donnés par des hommes placés au-dessus d'eux. Ils sont naturellement défiants, et ils croient toujours qu'on veut les tromper, les induire en erreur. Ils ne veulent pas même se rendre à l'évidence, et beaucoup d'entre eux ont tant de prévention qu'ils ne croient pas ce qu'ils voient. Si ce n'est pas de l'orgueil, et nous l'accordons volontiers, c'est de l'entêtement, de la routine.

Le progrès, ils en ont horreur!... Ils n'emploient jamais les améliorations qu'on leur signale; dussent-elles être fructueuses et leur occasionner de grands bénéfices. C'est un bourgeois qui leur a dit cela, qui leur a fait telle ou telle promesse, ce ne doit pas être vrai : et ils attendent pour juger et pour essayer!

Nous avons dit, il n'y a qu'un instant, que l'orgueil n'était pas la passion dominante du cultivateur; cependant, pour être vrai, nous devons ajouter que le paysan est orgueilleux et fier de ses propriétés non grevées d'hypothèques et qu'il a payées *écus sonnants*; il est fier de ses nombreuses têtes de bétail, du bon état de ses terres, de sa santé et de celle de toute sa famille dont *le sang est pur*; il est fier de sa force physique; il est fier de son entente des affaires agricoles; il est fier de ses ventes, de ses marchés.

Dans ces quelques lignes tracées sur les passions, n'avons-nous pas prouvé qu'elles font toutes le malheur de l'homme, qu'elles le dégradent et l'avilissent?

Souvent, et le plus ordinairement même, une passion n'existe pas seule, elle est toujours flanquée d'une ou de plusieurs autres. C'est ainsi que l'ivrogne est paresseux et libertin; que l'orgueilleux est colère et jaloux, et qu'il peut encore joindre à ces vices celui de la luxure.

Tàchons d'extirper, à l'aide d'une bonne éducation, distribuée par des instituteurs moraux et consciencieux, ces passions du cœur de l'enfant, si elles y ont déjà jeté quelque germe!

CHAPITRE IX

DE CERTAINS TROUBLES DE L'AME

Nous avons parlé avec trop de détail, peut-être, des passions dégradantes auxquelles l'homme a quelquefois la faiblesse de se laisser asservir; nous allons dans ce chapitre mentionner très-brièvement certains troubles de l'âme qui sont entièrement distincts des passions, car étant instinctifs, ils n'entraînent jamais la moindre culpabilité. Nous voulons parler de la *frayeur*, de la *douleur* et de la *joie* ces émotions si vives que l'homme est appelé à ressentir pendant tout le cours de son existence.

1° *De la frayeur*. La frayeur est un trouble de l'âme causé par la considération d'un danger ou d'un malheur inattendu, auquel on croit ne pouvoir se soustraire.

Elle peut être occasionnée de bien des manières, soit par l'aspect d'objets effroyables, d'animaux malfaisants, par la perception d'un bruit extraordinaire, par la connaissance d'une très-fâcheuse nouvelle, etc.

Personne ne peut se soustraire à la frayeur. Hommes, femmes ou enfants y sont plus ou moins disposés.

Une frayeur vive peut déterminer des troubles sérieux dans les voies digestives; elle peut, de plus, occasionner chez des hommes sanguins une attaque d'apoplexie foudroyante; chez les femmes, une violente crise de nerfs, un évanouissement et parfois la folie. Les journaux politiques ne nous font-ils pas connaître maints exemples de femmes saisies de frayeur à la vue d'un de leurs enfants environné par des flammes, ou précipité sur le pavé de la rue de la hauteur d'un troisième ou d'un quatrième étage, et qui sont instantanément devenues folles!

Enfin, ne voyons-nous pas tous les jours l'*épilepsie*, cette hideuse maladie, être occasionnée par la frayeur? Nous avons en notre possession des faits excessivement nombreux, puisés dans une pratique très-vaste, et établissant d'une manière irréfutable que l'épilepsie a presque toujours été produite, chez de jeunes sujets dans la famille desquels il n'y avait jamais eu d'épileptiques, par une très-grande peur.

Il entre dans les habitudes et dans les amusements des jeunes gens de la campagne, de faire peur aux jeunes filles, le soir, lorsqu'elles reviennent de leur ouvrage. Nous avons été plus d'une fois à même de constater les dangers de semblables imprudences.

Nous n'approuvons pas davantage ce genre de distraction, lorsqu'il s'agit d'effrayer de jeunes garçons.

Il y a toujours, et dans tous les cas, danger, et nous ne craignons pas d'appuyer sur ce point, danger excessivement grand.

On devra, dans l'éducation des enfants, s'efforcer de les prémunir contre la frayeur, en ne les trompant jamais, en ne leur racontant jamais d'histoires sinistres, effrayantes, des scènes de meurtre, de brigandage, des histoires de voleurs, des contes de revenants, etc., etc. On les habituera à sortir la nuit, sans leur manifester de crainte, ni faire naître en eux l'idée de la peur.

2° *De la douleur.* Il est bien entendu que nous entendons parler ici seulement de la douleur morale.

La *douleur* est une impression morale pénible que font éprouver les peines de l'esprit ou du cœur.

La douleur provoquée par la vue d'un malheur imprévu peut avoir de terribles conséquences. Il en est de même de la nouvelle d'une grande catastrophe annoncée sans ménagement, brusquement.

Les pleurs, les sanglots, les convulsions, les crises de nerfs, le délire, la folie, l'apoplexie, etc., peuvent en être le résultat.

Il faut donc user toujours des plus grandes précautions pour annoncer une mauvaise nouvelle; il faut autant que possible préparer la personne au malheur qui la frappe, surtout si l'on a affaire à un sujet impressionnable, nerveux, irritable; car on ne doit jamais perdre de vue que parfois la douleur *tue*.

La douleur trop longtemps contenue détermine une tristesse habituelle qui peut quelquefois dégénérer en *manie*, et assez souvent aussi en *mélancolie*, en dégoût de la vie, et amener le *suicide* chez des gens qui n'ont pas de sentiments religieux bien prononcés.

Les habitants des campagnes ont la fibre moins sensible que les habitants des villes, et supportent mieux qu'eux la douleur morale et la douleur physique.

3° *De la joie.* La joie est un sentiment de satisfaction ineffable que l'âme éprouve à l'idée d'un bonheur inespéré ou attendu avec une très-grande impatience.

La mort subite peut être le résultat de la réception d'une

heureuse nouvelle d'une grande importance. Ce qui peut arriver de moins fâcheux, ce sont des crises nerveuses, des spasmes, une congestion cérébrale.

On doit toujours user de ménagement quand il s'agit d'annoncer une bonne nouvelle, car il est de notoriété que la grande joie *tue* comme la grande douleur. Ne savons-nous pas que des individus pauvres, misérables, dans la plus affreuse détresse, devenus tout à coup millionnaires par suite d'héritages inespérés, inattendus, sont tombés foudroyés à la réception de cette nouvelle? La joie les avait tués!...

En terminant ce chapitre, nous dirons ou plutôt nous répéterons que l'hygiène prescrit de modérer, d'atténuer, d'affaiblir autant que possible ces troubles de l'âme qui acquièrent quelquefois un degré de violence capable non-seulement d'altérer la santé, mais encore de compromettre la vie! Il faut, dans la manière d'annoncer ces nouvelles, du calme, de la réserve et de la prudence; sinon on expose aux plus grands dangers les individus auxquels on est chargé d'apprendre les événements heureux ou malheureux qui les intéressent.

CHAPITRE X

DU TRAVAIL ET DU REPOS

Quelle que soit la profession à laquelle l'homme soit soumis, profession intellectuelle ou profession manuelle, il lui faut subir la loi commune, la loi à laquelle nul ne peut se soustraire, c'est-à-dire de goûter un repos plus ou moins prolongé après le travail de toute une journée.

Notre vie à tous se passe donc dans cette double alternative de travail et de repos, de repos et de travail, jusqu'à ce qu'il plaise à Dieu de nous envoyer la mort. Alors couché dans notre froid linceul, en attendant le jour redoutable du jugement dernier, notre corps jouira dans la tombe d'un repos profond, solennel, que nul ne viendra troubler.

La semaine se compose de sept jours. L'homme doit habituellement travailler pendant six jours consécutifs, à moins qu'il ne se trouve une fête chômée et reconnue, et se reposer le septième, c'est-à-dire le jour de dimanche. Le dimanche a été institué pour célébrer les louanges de Dieu, et pour nous délasser des fatigues que nous avons endurées pendant tout le cours de la semaine : à ce double titre, il doit donc être religieusement observé et respecté.

Au déclin de chaque journée, arrive la nuit, et bientôt après la nécessité du sommeil se fait sentir. Ce repos prolongé est indispensable pour réparer les forces que nous avons perdues en nous livrant durant le jour à des travaux ou à des efforts plus ou moins pénibles.

1° *Du travail.* N'oublions pas que nous avons à nous occuper de l'hygiène des campagnes.

Certes, pour les cultivateurs ou pour les ouvriers des campagnes, il n'y a pas à se dissimuler que les heures de travail sont terriblement bien remplies, le plus ordinairement du moins : elles sont plusieurs fois interrompues durant le jour par les repas et par quelques moments consacrés au repos ou au sommeil suivant la saison.

Nous recommandons avec instance la *sieste* ou *méridienne*, pendant le milieu du jour en été; c'est un moyen de repos excellent, et c'est aussi un moyen de se soustraire à la chaleur accablante du jour, et d'éviter une foule de maladies très-graves qui se manifestent constamment à cette époque, et qui moissonnent tous les ans un certain nombre d'hommes ou de femmes ne s'étant pas astreints à ce précepte d'hygiène, qu'on devrait par tous les moyens possibles chercher à vulgariser.

Ne pourrait-on pas même construire des baraques ou abris temporaires, dans lesquels les travailleurs, se trouvant dans les champs à des distances très-éloignées de la ferme ou de l'habitation, iraient prendre leurs repas et se reposer?

Pendant les chaleurs de l'été comme pendant les rigueurs de l'hiver, les repas, autant que possible, ne devront pas être pris en plein air, mais bien dans la maison ; car, dans la maison, on s'abrite contre la chaleur comme on se protége contre le froid. Ne vaut-il pas mieux perdre un peu de temps pour aller prendre ses repas à la ferme, que de manger en plein air, exposé à un soleil de plomb, comme nous le voyons constamment dans nos contrées, à l'époque de la fenaison ou de la moisson? Que les cultivateurs le sachent bien : une petite perte de temps, et partant une petite perte d'argent, est bien préférable à la perte de la santé, et souvent on ne perd pas que la santé, on perd la vie en s'astreignant à certains excès de travail ou en ne se prémunissant pas assez contre certains dangers.

Après une journée pénible vient la nuit, et alors l'ouvrier fatigué ne tarde pas à se laisser aller aux douceurs d'un sommeil, qui pour lui sera réparateur : et le lendemain, il se lèvera de grand matin, frais et dispos, pour recommencer pendant six jours de suite ces alternatives de travail et de repos, jusqu'à ce qu'arrive le septième jour, le dimanche, jour de grand repos.

Quand bien même le dimanche n'imposerait pas à l'homme des obligations religieuses; envisagé seulement au point de vue hygiénique, ce serait une création digne des plus sérieux encouragements et indispensable à la conservation de la santé physique et morale. Le dimanche est si utile aux ouvriers qui se sont livrés pendant toute une semaine à des travaux durs et pénibles, et qui ont été confinés dans des ateliers, dans des manufactures ou dans des usines, dont l'air est parfois vicié ! Et cependant, faut-il le dire, combien peu savent l'employer convenablement ?

Nous faisons la part de tout; et nous sommes les premiers à reconnaître que, parfois, le travail est obligatoire le dimanche pour les agriculteurs, alors qu'il faut serrer des gerbes de blé avant la pluie, avant un orage qui menace d'éclater; alors qu'il faut rentrer des foins, etc., etc. Mais c'est là un travail exceptionnel, un cas de force majeure ; et l'autorité ecclésiastique elle-même est la première à reconnaître que ce travail, tout d'urgence, n'est pas une profanation de la sanctification du dimanche. Que de fois ne l'avons-nous pas vue encourager elle-même ces travaux devenus souvent indispensables, et qui, s'ils n'étaient pas exécutés, pourraient donner lieu à des dommages considérables.

Nous étions à Paris au mois d'octobre en 1860, en qualité de délégué à l'assemblée générale de l'association des médecins de France, et nous nous rendions à la réunion qui avait lieu Avenue Victoria : c'était un dimanche. Tout le long de la rue de Rivoli, les chantiers étaient ouverts, et les ouvriers travaillaient comme si c'eût été un jour ordinaire. Nous en fumes fort étonné, et disons le mot, fort scandalisé. Le lendemain nous visitions le même quartier; c'était un lundi, les chantiers étaient déserts! Les ouvriers n'avaient pas fêté le dimanche; ils fêtaient le lundi..... Dans nos campagnes, on ne FAIT pas le lundi, mais après avoir travaillé le dimanche jusqu'à deux ou trois heures du soir, on va passer le reste de la journée dans les cafés, dans les cabarets ou dans d'autres mauvais lieux où on boit, on fume, on chante, on lit de détestables journaux ; et au lieu d'être profitable, ce demi-repos du dimanche est préjudiciable, car on sort du cabaret fatigué d'avoir ingurgité des boissons alcooliques, d'avoir respiré un air infect et malsain. Le sommeil de la nuit est alors mauvais, il est entrecoupé, et le lendemain on s'éveille mal en train, mal disposé, on a mal à la tête, on se lève tard, et on se livre sans courage et sans énergie à un travail qui nécessite cependant souvent un grand déploiement de forces.

Les cultivateurs modèles se conduisent bien différemment : après avoir rempli leurs devoirs religieux, ils se réunissent en famille, tantôt chez les uns, tantôt chez les autres, causent tranquillement, paisiblement de leurs affaires, de tout ce qui peut les intéresser, dînent ensemble : puis, le soir venu, ils gagnent leurs demeures respectives, se couchent la conscience tranquille ; et le lendemain, de grand matin, ils reprennent avec ardeur leurs pénibles occupations, les remplissent courageusement pendant six jours encore. Le dimanche suivant, ils se délassent de la même façon au sein de leur famille. Nous connaissons dans certaines communes avoisinant la ville de Tours, de riches familles de cultivateurs chez lesquelles cette vie patriarcale est en vigueur : mais il faut le dire, ce sont de rudes et de solides chrétiens ! on peut sans crainte les proposer pour modèles !

2° *Du repos.* Nous avons déjà dit qu'à la suite d'un travail fatigant, on avait besoin de goûter quelques moments de repos; ce repos se prend habituellement à l'issue des repas. Cependant ce repos n'est pas suffisant, et lorsque l'ouvrier des campagnes a travaillé pendant douze ou quinze heures, qu'il a supporté soit la chaleur d'un jour d'été, soit le froid humide de l'hiver, il a besoin d'un repos plus prolongé que celui qu'il a goûté au moment des repas, et c'est pendant la nuit qu'il s'y livre. On pourrait donc dire que le sommeil est la conséquence du travail intellectuel ou corporel.

Nul ne peut se soustraire au besoin de sommeil; néanmoins, tous les hommes n'en ressentent pas également l'absolue nécessité.

L'enfant, dans les premiers temps de sa naissance, a un besoin extrême de sommeil. A son entrée dans la vie il ne fait que boire ou teter et dormir; cet état dure quinze ou dix-huit mois.

Puis, après cette époque, l'enfant a besoin non-seulement du long sommeil de la nuit, mais encore d'un supplément de sommeil pendant le jour, jusqu'à l'âge de trois à quatre ans au moins. Beaucoup d'hygiénistes se sont élevés contre ce sommeil du milieu du jour pour les petits enfants, prétendant qu'on les privait par là des plus belles heures pendant lesquelles il eût été possible de les sortir et de leur faire prendre l'air. Nous croyons qu'il y a exagération dans cette manière de voir, et que le sommeil pris au milieu du jour est réellement fort utile, sinon indispensable aux très-jeunes enfants.

De quinze à vingt-cinq ans, l'homme est intrépide, il s'adonne avec ardeur aux pénibles travaux : cependant, s'il ne se ménage pas, et s'il ne se livre pas à un sommeil réparateur, ses forces s'épuisent et sa santé s'altère rapidement.

De vingt-cinq à cinquante ans, l'homme est arrivé à l'apogée de sa vigueur ; c'est pendant cette période de sa vie qu'il peut se soumettre presque impunément à d'incroyables fatigues, entreprendre de gigantesques travaux, et supporter sans trop de danger des veilles très-prolongées.

Les vieillards ne sont plus susceptibles de rudes labeurs : ils ont besoin d'un repos absolu, mais ils résistent merveilleusement à la privation du sommeil.

N'y a-t-il pas un proverbe disant :

« *Jeunesse qui veille et vieillesse qui dort,*
« *Cest signe de mort.* »

Les femmes de la campagne, se livrant aussi bien que les hommes aux travaux agricoles, sont devenues généralement vigoureuses et robustes : leur teint est bruni et hâlé par le soleil, elles ont besoin d'un sommeil également réparateur, quoique la femme supporte, en général, mieux les longues veilles et la perte du sommeil que l'homme.

Les individus lymphatiques, dont les chairs sont molles et flasques, ont plus besoin de sommeil que les individus sanguins. De tous les tempéraments, ce sont les nerveux qui peuvent être privés le plus longtemps de sommeil, sans grands inconvénients.

Nous ne devons pas omettre de mentionner que l'habitude exerce une immense influence sur le besoin éprouvé par chaque individu de goûter les douceurs du sommeil, dans un laps de temps plus ou moins rapproché.

Ceux qui, par des veilles excessivement prolongées, ont été longtemps privés de sommeil, finissent par s'y accoutumer, et ont besoin de dormir fort peu. Les garde-malades nous en fournissent tous les jours la preuve. Cependant, en général, les veilles prolongées sont très-nuisibles à la santé; elles ruinent les forces, déterminent l'amaigrissement, et amènent une foule d'infirmités et une vieillesse prématurée.

Contrairement à ce que nous venons de dire, certains individus ont pris l'habitude de dormir outre mesure, et ils sont dans l'impossibilité de se soustraire à cet impérieux besoin de sommeil qui les poursuit partout, s'ils dépassent seulement de quelques minutes l'heure à laquelle ils se couchent ordinairement. On ne doit jamais oublier qu'habituellement trop de sommeil prédispose à l'obésité, rend indolent, mou et impressionnable aux moindres variations atmosphériques.

La durée du sommeil varie singulièrement. Ainsi, pour les enfants, il sera de dix à douze heures; pour les adultes occupés à de rudes travaux, il sera de huit à neuf heures; pour les vieillards, il sera de six à sept heures.

On a plus grand besoin de sommeil en été qu'en hiver; et par conséquent, dans les pays chauds que dans les pays froids.

On a une excellente habitude dans les campagnes, c'est de se coucher de bonne heure, et de se lever de grand matin : mais cependant les cultivateurs ne devraient pas se mettre au lit immédiatement après leur souper : les règles d'une bonne hygiène prescrivant de ne se coucher que deux ou trois heures après le dernier repas.

Le sommeil n'est réparateur qu'à la condition de n'être pas interrompu : les pauvres médecins en savent quelque chose.

On peut se coucher indistinctement ou sur le dos ou sur les côtés. Il faut avoir le soin, en hiver surtout, de ne se mettre au lit que lorsqu'on a les pieds chauds, sinon on courrait risque de ne pouvoir s'endormir. On tiendra la tête élevée, modérément couverte, et on s'astreindra à ne pas la cacher sous les draps ou sous les couvertures, ce qui est extrêmement malsain.

CHAPITRE XI

HYGIÈNE DE LA GROSSESSE, DE L'ACCOUCHEMENT, DES SUITES DE COUCHES ET DE L'ALLAITEMENT

Nous avons longtemps hésité avant d'écrire ce chapitre, que nous n'avions même pas de prime-abord fait entrer dans notre division; puis, après mûre réflexion, nous nous sommes décidé à le faire, parce que nous avons vu maintes fois le peu de précautions dont s'entouraient les femmes grosses ou nouvellement accouchées.

Les femmes grosses, ne se trouvant plus dans les conditions de santé des autres femmes, ont besoin de soins tout particuliers; aussi, tout ce que nous avons dit qui pouvait s'appliquer à la femme en général, n'est souvent plus applicable à la femme grosse. Nous ferons donc très-succinctement mention des précautions dont elle doit être l'objet.

1° Les femmes grosses ont besoin de respirer un air pur, et

de se prémunir contre un air froid et humide, car si elles contractaient des rhumes, elles seraient plus malades que d'autres femmes, et pourraient même s'exposer à un accident qui est souvent fort grave, à l'avortement.

Un air chaud, chargé d'électricité, leur est également très-défavorable, et leur fait éprouver des spasmes, des étouffements et parfois même des syncopes.

2° Elles doivent porter des vêtements chauds en hiver et frais en été, et faire en sorte que ces vêtements ne les gênent en rien. Une femme grosse ne doit jamais être serrée; elle doit conserver une grande facilité dans ses mouvements, éviter tout ce qui pourrait entraver la circulation et s'opposer au développement complet et régulier du ventre. A combien de dangers ne s'exposent donc pas les malheureuses filles qui se sont laissées séduire et qui s'efforcent, en se serrant outre mesure, de dissimuler la faute qu'elles ont commise! L'usage du corset doit donc être banni complétement de la toilette de toute femme grosse, à moins qu'il n'ait subi des modifications importantes, telles que suppression des buses et des garnitures d'acier : en un mot, le corset doit être réduit à l'état de brassière.

Nous proscrivons encore les jarretières, et nous recommandons aux femmes grosses atteintes de varices de ne pas se livrer à des travaux trop pénibles, de faire attention à ne pas se donner des coups sur les varices, et à porter toujours, et en toute occasion, pour remédier à cet état de choses, des bas en caoutchouc.

3° Elles useront de soins minutieux de propreté, consistant en lotions de toutes sortes. Elles prendront quelques bains tièdes de temps en temps, surtout vers les deux derniers mois de la grossesse. Elles proscriront les bains de siége et les bains de pieds sinapisés.

4° Elles feront usage d'une alimentation simple, réparatrice et en harmonie avec leurs goûts et leurs habitudes; elles repousseront tous les mets échauffants et indigestes, les excitants, les boissons alcooliques, etc.

Elles feront en sorte de combattre par des lavements émollients ou laxatifs, ou par quelques douces et innocentes purgations (manne, huile de ricin, limonade au citrate de magnésie, etc.), la constipation à laquelle leur état de grossesse les expose.

5° Pendant la première période, c'est-à-dire pendant les quatre premiers mois de la grossesse, les femmes éviteront la fatigue, les travaux excessifs, et surtout elles s'abstiendront de voyager dans des charrettes mal suspendues.

Dans la seconde période, c'est-à-dire pendant les cinq derniers mois, elles pourront faire un peu plus d'exercice; mais cependant elles éviteront des mouvements trop considérables, elles prendront garde de tomber, car les chutes sont très-fréquentes, surtout dans les deux derniers mois, et souvent très-préjudiciables au produit de la conception.

6° Elles ont presque toutes besoin d'un sommeil très-longtemps prolongé. Les femmes grosses qui peuvent sans fatigue supporter les veilles, constituent la très-rare exception.

7° Il faudra s'attacher à éloigner d'elles toutes les impressions morales vives, de quelque nature qu'elles soient.

8° Nous ne pouvons entrer dans le détail des soins médicaux dont les femmes grosses devront être entourées pour le traitement des mille indispositions inhérentes à leur position. Elles devront, dès que quelque chose d'insolite se fera sentir, consulter leur médecin et non pas s'en rapporter au dire de telle ou telle commère du voisinage, qui prétendra avoir éprouvé absolument les mêmes symptômes et en avoir triomphé de la manière la plus heureuse, à l'aide de tel ou tel moyen.

Que les femmes de la campagne ne fassent pas comme elles l'ont fait pendant si longtemps, un abus réel de la saignée. Certainement, la saignée convient et même est indispensable dans quelques cas, mais aussi on peut bien souvent s'en abstenir et arriver au même résultat par d'autres procédés... Du reste, c'est aux médecins auxquels on se sera adressé, qu'il appartiendra de statuer sur ce point délicat, et de décider si la saignée est opportune ou dangereuse.

Avant que la femme soit arrivée au terme de la grossesse, elle fera bien de prévenir soit le médecin, soit la sage-femme qui doit l'assister.

Dès que les premières douleurs se font sentir, il faut envoyer tout de suite prévenir ou demander, suivant le cas, l'accoucheur ou l'accoucheuse, et pendant qu'on va chercher l'un ou l'autre, on disposera tout ce qui sera nécessaire pour recevoir et habiller l'enfant (calottes, bonnets, chemises, brassières, fichus, couches, langes, mouchoirs, linge, épingles, fil ciré, etc., etc.).

Si la femme est dans une certaine aisance et qu'elle puisse disposer d'un lit de sangle et d'un ou deux matelas, on garnira ce lit de sangle d'un matelas qu'on recouvrira de draps et de couvertures, suivant la saison. On glissera à l'endroit où doit reposer le siége de la patiente, plusieurs draps pliés en huit, ou bien un vieux tapis, ou une vieille couverture en laine, afin de protéger les matelas et que la femme ne soit pas dans un creux. Ce lit une fois terminé, la patiente y sera installée, et elle attendra avec calme et résignation sa délivrance.

Il faudra, en hiver, tenir closes les portes soit de l'appartement, soit de la chambre où la femme doit accoucher, entretenir dans ces pièces une bonne et douce température, et n'y admettre que deux ou trois personnes parfaitement sympathiques et dont la présence ne peut qu'être très-avantageuse. Les curieux et les indiscrets seront congédiés sans pitié : c'est au médecin qu'il appartient de faire ces exécutions devant lesquelles il ne doit jamais reculer; car il arrive souvent que des accidents graves sont dus au séjour dans la chambre, d'une personne pour laquelle la femme en travail éprouve de l'aversion. Une fois cette personne expulsée, les accidents disparaîtront, et les choses marcheront régulièrement.

La femme sera vêtue très-légèrement (chemise, camisole, jupon et bas).

Elle prendra soit des bouillons, soit des potages gras, soit du tilleul, soit de l'eau sucrée. On évitera d'administrer du vin, du café, de l'eau-de-vie, des liqueurs, comme cela se fait souvent. Nous avons assisté plusieurs femmes en travail que l'on avait gorgées de vin ou d'alcooliques, et dont la raison était complétement égarée..... Elles n'ont point eu conscience de leur accouchement, et deux d'entre elles ont failli périr victimes de l'imprudence des personnes qui les avaient excitées à boire.

Durant les premières heures du travail, la femme se tiendra debout, s'asseoira ou se promènera, selon son bon plaisir. Ne trouvant aucune position capable de la soulager dans ses souffrances, elle changera de place à chaque instant.

Dès que les dernières douleurs se font sentir, ce qu'on reconnaît aux grands efforts d'expulsion que fait la femme, il faut se hâter de la faire coucher. (Dans les campagnes, beaucoup de femmes préfèrent accoucher à genoux ou entre deux chaises), il ne faut pas trop les contrarier à cet égard.

Si l'enfant naît très-petit, très-délicat, avant terme, ou s'il a souffert et qu'il y ait danger réel pour sa vie, il faut sur-le-champ lui donner le baptême.

Comment doit être conféré le Sacrement de baptême? Voici ce que l'Église enseigne à ce sujet : On se procure de *l'eau naturelle* que l'on emploie froide ou chaude, suivant la saison (mieux vaudrait, en toute saison, se servir d'eau chaude), on la verse doucement sur la tête du nouveau-né, en ayant la précaution d'écarter avec soin les cheveux, afin que l'eau touche bien le cuir chevelu, on fait ou plutôt on décrit avec cette eau, si toutefois cela est possible, le signe de la croix sur la tête de l'enfant, en répétant ces paroles : *Enfant, je te baptise au nom du*

Père et du Fils et du Saint-Esprit. Il est indispensable que l'eau atteigne bien la peau, car si elle glissait sans mouiller, le baptême ne serait pas valide. Nous ne craignons pas d'affirmer, parce que nous l'avons vu, de nos yeux vu, que peu de médecins et que très-peu de sages-femmes savent baptiser. Nous avons vu certains accoucheurs en renom jeter de l'eau bénite sur l'enfant, et faire le signe de la croix sur eux-mêmes.

L'enfant vient de naître, il faudra sans retard s'occuper de le laver soigneusement, puis de l'habiller. On renfermera la partie du cordon ombilical qui aura été coupée et liée, et qui ne devra pas excéder en longueur quatre travers de doigt; on l'enfermera, disons-nous, dans une compresse de toile fine, puis on enroulera autour du corps du nouveau-né une petite bande de toile modérément serrée, afin de maintenir le tout en place. Le cordon tombe ordinairement du cinquième au sixième jour.

La femme reste sur son lit de misère deux ou trois heures après l'accouchement. Dès qu'elle a été convenablement nettoyée, lavée et changée de linge, on la transporte dans son lit, qui a été préalablement garni et qui en toute saison devra être bassiné avec soin.

Dans les campagnes, on a coutume de donner aux nouvelles accouchées *une rôtie au vin chaud sucré:* il faut constamment s'élever contre cet usage, qui peut être préjudiciable à la femme, puisqu'il est de nature à occasionner une hémorrhagie puerpérale, autrement dit une *perte*. Une tasse de tilleul ou de feuilles d'oranger, ou tout simplement un verre d'eau sucrée modérément chaude, est bien autrement efficace. Un peu plus tard, on administrera soit un bouillon, soit un petit potage gras.

Après l'accouchement, il faut entretenir une grande propreté dans la chambre, nettoyer et laver la femme tous les jours avec soin, changer les alèzes et éloigner d'elle tous les linges maculés qui pourraient donner de l'odeur; il faut ne pas recevoir les visiteurs et les importuns; la femme a besoin, grand besoin de calme et de repos.

Vers le troisième jour, la montée du lait surviendra plus ou moins intense, suivant que la femme ne nourrira pas ou nourrira.

Si la femme ne doit pas nourrir, elle sera mise à une diète assez sévère; on lui conseillera de se couvrir les seins non pas avec de la ouatte, comme cela se fait habituellement, mais avec un léger mouchoir de mousseline, et on lui administrera une boisson diurétique, de l'orge nitrée, par exemple, et un purgatif salin.

Une fois la montée du lait passée, la femme sera soumise à une alimentation plus substantielle : aux potages, on ajoutera des œufs à la coque, des viandes blanches grillées ou rôties, un peu de vin, etc.

Si la femme doit allaiter, elle n'aura le plus souvent qu'une fièvre de lait médiocre, et elle ne sera pas assujettie à une diète aussi rigoureuse que si elle ne devait pas nourrir.

Les femmes de la campagne ne doivent jamais se lever au bout de deux ou trois jours, comme elles le font à peu près toutes; mais elles doivent se condamner à rester au lit pendant huit jours environ; puis, une fois ce laps de temps écoulé, elles se lèveront d'abord pendant quelques heures; puis tous les jours elles resteront levées pendant un peu plus de temps, et vers le quinzième jour elles seront en état de reprendre une partie de leurs occupations; c'est à dessein que nous disons une partie de leurs occupations, car elles devront encore, pendant un mois environ, se ménager beaucoup et ne pas commettre d'imprudence.

Que de femmes à jamais blessées, à jamais estropiées pour s'être levées et pour avoir travaillé trop tôt! Les médecins ne sont-ils pas journellement consultés pour remédier à ces sortes d'infirmités, hélas! trop fréquemment irremédiables.

Toutes les femmes de la campagne devraient allaiter leurs

enfants. Dans nos contrées, elles le font généralement toutes; mais pour beaucoup d'entre elles, surtout pour celles qui sont dans la gêne, c'est un objet de spéculation : elles nourrissent leurs enfants pendant deux ou trois mois, puis elles cherchent un *bon nourrisson* qui leur rapportera trente à trente-cinq francs par mois. Quelques-unes même se placent nourrice sur lieu et gagnent alors cinquante, soixante et jusqu'à quatre-vingts francs par mois, quand elles sont accueillies dans une famille très-opulente.

Une femme qui veut allaiter, doit présenter les conditions suivantes :

Se condamner à toutes sortes de privations, à toutes sortes de fatigues, à tous les sacrifices possibles; avoir un caractère doux et patient, être d'une bonne santé habituelle, d'une constitution assez robuste; être exempte de scrofules, n'avoir pas de prédisposition à la phthisie, être brune, avoir de belles dents, avoir un bon appétit, et le sommeil facile.

Et de plus, il faut que le sein soit bien conformé, que les bouts soient bien faits. Pour ce qui est des bouts, combien peu de femmes se mettent en peine de les faire! Vers le huitième mois de la grossesse, la femme qui veut nourrir, doit se préoccuper de ce soin; et par des pressions méthodiques, par des enroulements fréquents du mamelon entre le pouce et l'index, former le bout du sein et le forcer, par ces manœuvres réitérées matin et soir, à se développer suffisamment pour que le nouveau-né puisse le prendre, le saisir sans difficulté.

Pendant les deux premiers jours qui suivent la naissance, le nouveau-né n'a besoin que d'eau sucrée et encore très-modérément sucrée, parce qu'il ne voudrait plus teter, trouvant une trop grande différence de saveur entre ce liquide et le lait qui est très-faiblement sucré.

Au bout de vingt-quatre ou de quarante-huit heures, on lui présentera le sein, et le *colostrum* ou premier lait qu'il tètera, le purgera et lui fera rendre le *méconium*, c'est-à-dire les premières selles, qui sont noirâtres et qui ressemblent assez bien à du goudron.

Pendant les premiers temps de l'allaitement, les nouveau-nés éprouvent parfois de la difficulté à teter ; il ne faut pas se rebuter ; il faut, au contraire, redoubler de patience et de soin. On ne doit jamais laisser l'enfant s'endormir au sein, car il ne voudrait plus s'endormir autrement.

Durant les deux premiers mois, il n'y a pas de règle fixe pour les repas de l'enfant, il faut lui donner le sein aussi souvent qu'il le désire ; mais à partir du troisième mois, on ne doit plus le faire teter que toutes les trois heures ; autrement on lui donnerait des indigestions successives.

Un enfant qui téte un bon lait n'a pas besoin d'une autre alimentation jusqu'à six mois environ. A partir de cette époque, on peut lui donner un peu de bouillie claire faite avec la fécule de pomme de terre ; un peu plus tard, des panades passées, faites à l'eau et au sucre.

De huit à dix mois, des potages gras, de petites soupes maigres, etc., deux ou trois fois par jour.

Le nouveau-né ne doit pas être confiné dans la chambre. Dès qu'il a atteint six semaines, il faut le sortir pendant le milieu du jour, et ne pas le vêtir ni trop chaudement ni trop légèrement. Il est indispensable que la plus exquise propreté préside à sa toilette : on devra le laver tous les jours avec une éponge très-fine : certaines parties le seront même plusieurs fois par jour, suivant les besoins qui se feront sentir. On le baignera tous les jours en été, tous les mois en hiver.

La femme qui nourrit, et qui se livre encore malgré cela à des travaux quelquefois pénibles, a besoin d'une bonne nourriture. Si elle ne peut user de potages gras et de viandes grillées ou rôties tous les jours, il faudra du moins qu'elle mange de bons potages aux carottes, aux choux, aux haricots, aux pommes de terre; qu'elle boive du vin, du cidre ou de la bierre, suivant les contrées qu'elle habitera. Elle sera obligée de faire quatre ou cinq repas par jour.

Elle aura grand soin de sa personne, fera des lotions et des ablutions fréquentes, prendra quelques grands bains, et évitera les émotions morales de quelque nature qu'elles soient.

Dès que l'enfant aura acquis quinze ou seize mois, on pourra penser à le sevrer; on y procèdera en l'alimentant graduellement, comme nous l'avons déjà dit. On ne lui présentera plus le sein pendant la nuit, on ne lui donnera plus que rarement à teter le jour, et bientôt on arrivera à ne plus le faire teter du tout.

La nourrice, en prenant quelques boissons diurétiques et quelques purgatifs, n'aura aucun mal à faire passer son lait.

Les femmes qui allaitent ont parfois des crevasses au mamelon : elles devront s'en préoccuper; car souvent à la suite de ces crevasses surviennent des abcès du sein qui ne sont pas toujours sans gravité et pour la mère et pour l'enfant. Le médecin devra être constamment consulté dans ces cas-là.

Si la mère ne peut nourrir, il faudra autant que possible faire choix d'une nourrice; ce choix demande l'intervention du médecin et exige des conditions de santé et de conformation des seins que lui seul peut sainement apprécier.

Dans quelques contrées de la France, on se sert pour l'allaitement, de femelles d'animaux (chèvres, ânesses, vaches). Cette manière de faire, peut dans certains cas donner lieu à des accidents redoutables.

L'*allaitement au biberon* est bien inférieur à l'allaitement maternel ou par une nourrice; il se pratique habituellement à l'aide du lait de vache pur ou coupé, contenu dans une bouteille en verre ou dans un biberon, dont l'extrémité conique est recouverte d'un morceau de caoutchouc. Nous repoussons les bouteilles en verre auxquelles on adapte une éponge. L'éponge, quelque fine qu'elle soit, contient toujours un peu de sable et finit par irriter la langue, et être le point de départ du *muguet*, affection qui n'est presque jamais bénigne, et qui réclame toujours les soins d'un médecin.

Le lait pur ou coupé d'un liquide quelconque (eau d'orge, eau de gruau, eau de pain, etc.) doit être administré tiède. Pendant le premier mois, nous conseillons de donner le lait coupé avec moitié d'un de ces liquides. Pendant le second mois, nous faisons ajouter au lait seulement un quart du liquide étranger. Passée cette époque, le lait peut être administré pur.

Vers le quatrième mois, on doit faire prendre à l'enfant élevé au biberon, du jus de pain passé et sucré, quelques bouillies à la fécule de pommes de terre, et continuer ainsi jusqu'au sixième mois. A partir de cette époque, on lui donnera des soupes grasses, etc.

L'*allaitement au petit pot* est le plus défectueux de tous. L'enfant boit très-promptement et il a fréquemment alors des indigestions. On doit autant que possible repousser ce mode d'allaitement, à moins que le nouveau-né ne soit atteint de *bec de lièvre avec division de la voûte palatine,* et qu'il soit par conséquent impossible de l'alimenter d'une autre manière.

DEUXIÈME PARTIE

HYGIÈNE DE L'HOMME MALADE

Autant l'hygiène de l'homme en bonne santé nous a demandé de détails circonstanciés, autant nous glisserons légèrement sur l'hygiène de l'homme indisposé ou malade. Nous ferons cependant connaître les mesures nécessaires et indispensables à prendre en pareilles circonstances.

Les sages préceptes de l'hygiène sont loin d'être toujours mis en pratique; quelquefois aussi, il faut le publier, ils sont insuffisants ; alors éclatent les indispositions ou les maladies.

L'homme indisposé ou malade a besoin, comme l'homme en bonne santé, de prendre certaines précautions que nous allons signaler et décrire en quelques pages.

Et d'abord, qu'est-ce qu'une indisposition ? Qu'est-ce qu'une maladie ?

Une indisposition est un état de trouble léger et passager de nos fonctions qui ne leur permet pas de s'exercer avec cette liberté, cette aisance, ce sentiment de bien-être caractérisant la santé, mais qui néanmoins ne condamne pas au repos absolu, au séjour au lit, et permet même de vaquer à ses affaires, et qui le plus habituellement a une terminaison heureuse.

Une maladie est un état d'altération de la santé, de désordre dans les fonctions, prenant des proportions plus ou moins inquiétantes, plus ou moins graves, forçant les hommes, même les plus robustes, à renoncer à leurs travaux, à suspendre leurs occupations, exigeant ordinairement le séjour au lit, et pouvant avoir une issue funeste.

Quoiqu'on puisse travailler avec une indisposition, il y a cependant quelquefois imprudence à le faire; et une indisposition négligée peut être le point de départ d'une maladie grave. Ne voit-on pas tous les jours un simple rhume dégénérer en fluxion de poitrine, en pleurésie, en phthisie ?

Il vaut donc mieux perdre quelques jours à soigner une indisposition, que d'être condamné à séjourner plusieurs mois au lit pour combattre une maladie qui pourra parfois, malgré l'habileté des médecins, se terminer par la mort.

§ Ier — DE L'HYGIÈNE DANS LES INDISPOSITIONS.

Un des points les plus importants dans le traitement d'une indisposition, c'est le *repos*. Nous savons bien que nous demandons à l'habitant et à l'ouvrier des campagnes un rude sacrifice, en lui imposant cette condition; et nous savons aussi que notre voix ne sera écoutée que du plus petit nombre; car, entraînés par leurs nombreuses et actives occupations, ils ne consentiront presque jamais à prendre le repos nécessaire au maintien de leur santé.

Quant aux ouvriers nécessiteux des campagnes vivant au jour le jour, pour lesquels la perte d'une journée est une perte réelle d'argent qui plonge leur famille dans la détresse, et la prive du pain quotidien, on comprend encore mieux combien nous aurons de peine à les déterminer à suivre nos conseils. Et cependant, souvent le repos est indispensable pour conjurer de plus graves accidents.

Le *repos* ne suffit pas seul; il faut de plus imposer la *diète*, non pas une diète absolue, rigoureuse; du moins une *demi-diète*, c'est-à-dire que nous conseillerons une boisson appropriée au genre d'affection (tilleul, eau d'orge, infusion de mauve, limonade, sirop de groseilles étendu d'eau, bouillons, potages, laitage, fruits rouges, oranges, compotes, confitures, etc.)

Maintenant, si l'indisposition a un caractère particulier bien tranché, un médecin sera appelé, et il conseillera la médication à suivre. Y a-t-il un mal de gorge? Il prescrira tel ou tel gargarisme, des bains de pied, un vomitif. Y a-t-il une courbature? Il ordonnera un purgatif, un bain. Y a-t-il un embarras gastrique? Il administrera soit un vomitif, soit un purgatif. Y a-t-il des étourdissements causés par trop de sang? Il conseillera soit une saignée, soit des sangsues, soit des ventouses, soit des purgatifs, etc. Lui seul peut venir efficacement en aide aux gens indisposés dans tous ces cas et dans tous ceux que nous omettons à dessein, ne voulant pas faire un traité de médecine domestique, parce que les gens de la campagne, ayant déjà trop de tendance à se passer des conseils du médecin, ne manqueraient pas de se médicamenter à tort et à travers, et d'interpréter d'une manière désavantageuse pour leur santé les avis tracés dans ces sortes de livres.

§ II. — DE L'HYGIÈNE DANS LES MALADIES.

Dès qu'on se sent malade, il faut *se mettre au lit*. Si l'on ressent des frissons, si la fièvre vous prend en froid, il faut faire bassiner son lit avant de se coucher. On doit de plus se mettre à la *diète*, non plus à la demi-diète, comme pour une indisposition, mais à une diète sévère et rigoureuse. On prendra seulement de la tisane, et on proscrira la déplorable et très-enracinée coutume d'administrer cette fameuse rôtie au vin chaud sucré, que ne manquent jamais de préparer et de faire préparer tous les malades de la campagne, quel que soit le genre d'affections dont ils soient atteints.

A la campagne, on n'appelle jamais le médecin tout de suite, on veut voir quelle tournure prendra le mal.... On attend, on temporise...., puis, au bout de quelques jours, découvrant que le pauvre malade va de mal en pis, on se décide un soir, à la rentrée des champs, lorsque la journée est finie pour tous, d'aller chercher le médecin; et qu'il demeure près ou loin, peu importe, on le harcellera, on le tourmentera jusqu'à ce qu'il ait promis de venir. On s'inquiète peu s'il a lui-même besoin de repos. Le médecin, en général, ne sait pas refuser : il ira donc voir le malade, il prescrira un traitement approprié à l'état du sujet. Mais s'il ne guérit pas vite au gré du malade, des parents du patient, ou des commères du voisinage, on ira consulter, suivant le cas, ou le médecin des urines, ou un empirique, ou un vétérinaire, ou une somnambule, ou un rebouteur, etc.

On a peine à comprendre le degré de confiance que les habitants des campagnes accordent à tous les charlatans dont nous venons de faire l'énumération.

Le *médecin des urines* exerce sur leur imagination une grande impression. On vient le consulter de 25, 30, 40 et même 50 kilomètres à la ronde, et il fait souvent fortune, tandis que le pauvre médecin de campagne végète. L'un est un charlatan fieffé, un ignorant de premier ordre. L'autre est un homme instruit, modeste, éclairé, prudent !... Le choix, pour les campagnards, ne saurait être douteux : ils préféreront l'homme qui se rapprochera davantage d'eux par la tenue, le langage, les manières, qui flattera le plus leurs goûts et ne les astreindra pas à tous les soins hygiéniques, à toutes les prescriptions médicamenteuses que formulera le médecin.

Nous entendions, il y a quelques mois à peine, un habitant aisé et intelligent de la campagne établir le parallèle entre le médecin et le vétérinaire. Il trouvait qu'un vétérinaire avait beaucoup plus de mérite qu'un médecin, parce que les animaux qu'il soignait ne pouvant parler et indiquer le siége de leur mal, il fallait qu'il le trouvât, qu'il le devinât. Nous lui demandâmes si tous les jours le médecin n'avait pas à traiter des gens ne parlant pas; les petits enfants, par exemple, les gens en délire, les individus frappés d'apoplexie, etc.? Il ne se tint pas pour battu, et nous répondit que cela constituait l'exception pour les médecins, tandis que pour les vétérinaires les choses se passaient toujours telles qu'il les avait dites... Il ne voulut pas en démordre. Nous ne poursuivîmes pas cette discussion, nous n'eussions obtenu aucune concession, et notre intention n'était pas de discuter sur le peu de mérite des vétérinaires des campagnes, qui, à quelques exceptions près, ne sont fort souvent que des empiriques, des affranchisseurs ou des maréchaux-ferrants... Ils ne connaissent qu'une chose, la *saignée* ou le *feu!* Faites donc de la médecine chez des individus ainsi prévenus! Pauvres médecins ruraux, combien nous vous plaignons!

La superstition est aussi très-vivace dans les campagnes. Ne voit-on pas journellement les tribunaux retentir des mystifications sans nombre auxquelles ont été en butte certains cultivateurs de la part de prétendus sorciers ou sorcières, qui leur ont extorqué, sous n'importe quel prétexte, des sommes plus ou moins fabuleuses?

Ne signale-t-on pas non plus des actes inouïs de sauvagerie commis par des cultivateurs sur de pauvres malheureux qu'ils accusent fort mal à propos de leur avoir jeté un sort, et d'avoir fait que, par des sortiléges, leur famille soit en butte à des maladies, ou que leurs troupeaux soient décimés par des épizooties?

Qu'ils prennent donc la peine de consulter, pour la maladie de leur famille, un médecin éclairé; pour la maladie de leurs bestiaux, un vétérinaire habile ; et ils verront bientôt que la sorcellerie n'est pour rien dans les malheurs terribles qui sont venus les atteindre !...

Nous avons parlé tout à l'heure d'une série de charlatans exploitant la crédulité des cultivateurs, et exerçant sur leur imagination une fascination réelle, et nous leur recommandions de s'en méfier. Mais ce que nous ne leur avons pas dit, c'est qu'ils doivent redouter encore ces charlatans diplômés qui promènent dans toutes les villes et dans toutes les bourgades de la France, leurs secrets moyens de guérison, se faisant remettre par leurs trop nombreuses dupes, toujours une grosse somme d'argent avant de commencer à traiter une maladie dont leur remède doit constamment triompher. Affreux et ignobles charlatans que les associations de médecins traquent de tous côtés, et qui, réduits aux derniers expédients, vont lancer dans les campagnes leurs circulaires annonçant que tel jour à telle heure ils seront visibles à telle auberge. Les uns guérissent les dartres, les autres guérissent toutes les maladies des yeux; ceux-ci font disparaître à tout jamais la surdité ; ceux-là triomphent de toutes les maladies nerveuses, y compris l'*épilepsie*. Quelques-uns guérissent toutes les maladies chroniques, etc., etc.

Méfiez-vous, habitants des campagnes, de ces effrontés coquins, qui ont peu de souci de vos santés, mais qui ont grande soif de votre or. Leurs promesses sont toutes mensongères, et les certificats qu'ils étalent en si grand nombre sous vos yeux, pour attester le succès de leur méthode, n'ont aucune valeur réelle, et émanent pour la plupart de personnes jouant le rôle infâme de compères.

Assez sur ce triste et douloureux sujet. Revenons au médecin, mais au médecin réellement digne de ce nom.

Le médecin est arrivé dans une famille où l'on a confiance en lui ; il a institué, après avoir examiné le malade, une médication qui sera plus ou moins bien suivie ; car les gens de la campagne ont des antipathies très-prononcées pour tel ou tel médicament, pour telle ou telle forme de remède. En général, ils aiment peu les *pilules ;* ils se figurent qu'elles abîment l'estomac. Qu'ils sachent donc bien que ce n'est pas la pilule en elle-même qui peut avoir une bonne ou mauvaise action sur les voies digestives, mais bien le médicament ou les médicaments dont elle est composée.

Rien de plus difficile que de faire de la médecine à la campagne, surtout si l'on n'a pas sur ces hommes, si mal façonnés à la politesse, un irrésistible ascendant que peu de médecins savent prendre..... et conserver. Nous ne connaissons que deux médecins ruraux de nos amis qui aient pu, dans les campagnes, se poser de telle façon qu'on n'ose pas leur résister.

Il ne suffit pas de se mettre à la diète et de prendre des médicaments, il faut encore que certains soins soient prodigués aux malades.

Nous allons en dire quelques mots.

Le malade sera déshabillé rapidement, et avant de le mettre au lit, on lui fera revêtir, si c'est un homme, une chemise, un gilet, un bonnet de coton simple ou double suivant la saison. Si c'est une femme, une chemise, une camisole et un bonnet.

On changera ces *vêtements* dès qu'ils seront imprégnés de sueur, ou dès qu'ils seront maculés par l'urine ou les matières excrémentitielles. Il faut que les malades soient tenus très-proprement; c'est là un point essentiel et sur lequel on ne saurait trop insister.

Le *lit* d'un malade est une chose de la plus haute importance; il ne doit être ni trop dur ni trop mou. Nous repoussons le lit de plume connu plus particulièrement en Touraine sous le nom de *couette*, et que l'on trouve dans tous les ménages; et nous préférons le *matelas.* Le malade sera autant que possible placé au milieu de son lit ; sa tête sera tenue élevée à l'aide d'un traversin et d'un ou plusieurs oreillers, suivant le cas, assez durs, assez résistants. Il y aura des couvertures en nombre suffisant, selon la saison dans laquelle on se trouve.

Le lit sera autant que possible disposé dans la chambre de manière qu'on puisse circuler tout autour.

Selon le genre et la gravité de la maladie, le médecin seul décidera si le lit doit ou ne doit pas être fait dans les vingt-quatre heures. On rencontre des malades indociles ou impatients qui, ayant séjourné plusieurs jours de suite au lit, se plaignent d'être mal couchés et demandent avec instances qu'on les lève. S'il y a danger à le faire, il faut tenir bon et ne pas accéder à leurs obsessions. Quand on peut permettre de faire le lit, et que le malade est trop faible pour se lever, il faut le transporter ou le faire glisser d'un lit dans un autre, après avoir pris la précaution de bassiner complétement les draps du lit de repos, quelle que soit, du reste, la saison.

Si dans une affection très-grave les malades ont du délire, comme il est présumable qu'ils ne demanderont pas à satisfaire certains besoins, on glissera sur le drap de dessous des *alèzes* ou draps pliés en plusieurs doubles, et on aura soin de les enlever et de les changer dès qu'elles seront salies.

Si les malades ont conservé leur intelligence, mais qu'ils soient trop faibles pour satisfaire ces besoins en se levant, on se précautionnera d'un urinal et d'un bassin plat.

On veillera à ce que les draps et les alèzes soient toujours très-propres.

La *chambre* d'une personne malade doit être d'une exquise propreté. On n'y laissera séjourner, sous quelque prétexte que ce soit, ni vases contenant de l'urine ou autres matières excrémentitielles, ni linges imprégnés d'urine ou de sueur, etc. On renouvellera l'air, en ouvrant les fenêtres de temps en temps, suivant la saison, et en prenant les précautions voulues pour que le malade ne se refroidisse pas. On pourrait, dans certains cas, après quelques évacuations très-fétides, s'il en était besoin, enfermer le malade dans ses rideaux, et tout ouvrir à la fois, portes et fenêtres; alors la chambre serait assainie, et l'air renouvelé en quelques instants.

La température d'une chambre de malade doit toujours être douce, modérée.

Il ne faut pas, soit le jour, soit la nuit, qu'il y ait trop de clarté dans la chambre. Cette recommandation pourrait paraître superflue, eu égard à la classe à laquelle nous nous adressons; car dans les campagnes les fenêtres sont habituellement petites, et l'éclairage du soir n'est pas ordinairement somptueux.

Le malade doit être soustrait à l'action du bruit, du tapage, des cris des enfants, des conversations bruyantes, des nombreux visiteurs. Ce dernier point, qui est si important, est un des plus difficiles à obtenir à cause de la susceptibilité des gens de la campagne.

Une des conditions rigoureuses, indispensables au succès du traitement institué par le médecin, c'est l'exécution ponctuelle de ses ordonnances ou de ses prescriptions.

Dans les campagnes, cette exécution est à peu près impossible..... les membres de la famille, se livrant à des travaux pénibles et fatigants durant le jour, ne peuvent passer la nuit près du malade; de sorte que, pendant le jour et pendant la nuit, le patient est souvent délaissé : on lui fera bien prendre, de temps en temps, une tasse de tisane ou une cuillerée de potion, mais il ne faudra pas exiger davantage. On ne trouve pas de garde-malades, et celles qui voudraient remplir ces délicates fonctions ne sont pas suffisamment dressées (qu'on me passe cette expression), de sorte qu'on ne saurait rien leur demander de bien précis, de bien mathématique. Les religieuses chargées du soin des malades dans les villes, ne sont appelées que très-exceptionnellement chez les cultivateurs, à moins que de grandes épidémies comme celles de choléra ne viennent à faire d'affreux ravages dans les campagnes.

Et cependant, dans les maladies très-graves, c'est de l'administration ponctuelle des médicaments prescrits par le médecin que dépend la guérison. Une garde-malade seule, lorsqu'elle est intelligente toutefois, peut avoir assez de sang-froid pour tout retenir et pour tout faire exécuter.

Qu'on nous permette de raconter une petite anecdote qui nous appartient et dont nous garantissons la sévère exactitude et authenticité. Nous fumes consulté dans notre cabinet, il y a quelques années, par une jeune femme des environs de Tours, qui venait nous demander un conseil pour son mari atteint d'une douleur rhumatismale dans l'une des deux épaules (nous ne nous rappelons pas laquelle). La maladie était peu grave, disait-elle, mais cela l'empêchait de travailler et le faisait souffrir. Nous lui prescrivîmes un liniment volatil camphré, et lui remîmes une ordonnance afin qu'elle allât chez un pharmacien chercher de quoi guérir son mari. Vous frotterez son épaule soir et matin avec cela, lui avons-nous dit en la congédiant. Elle partit.

Au bout de quelques jours, nous la voyons arriver de nouveau à l'heure de notre consultation. Elle a l'air tout piteux. — Mon mari ne va pas mieux, monsieur, nous dit-elle; mais ce n'est pas étonnant, j'ai oublié de vous demander si c'était du côté de l'écrit ou du pas écrit qu'il fallait le frotter; ma foi, à tout hasard, je l'ai frotté du côté de l'écrit, mais ça ne lui a rien fait, et comme le papier est usé, je viens vous en demander un autre et la manière de s'en servir. Nous eumes toutes les peines du monde à ne pas lui rire au nez. Nous lui expliquâmes qu'il fallait, avec le papier que nous lui avions remis, aller chez un pharmacien chercher une drogue avec laquelle elle aurait frictionné son mari; que notre papier ne pouvait pas le soulager, mais que la drogue du pharmacien l'aurait guéri. — Fallait donc me le dire tout de suite, s'écria-t-elle, vous m'avez recommandé de le frotter avec ça (votre papier), je l'ai frotté, mais, je vous le répète, ça ne lui a rien fait du tout. Nous n'avons pas eu de peine à le croire.

Elle se rendit chez un pharmacien avec une ordonnance nouvelle, fit des frictions avec le liniment que nous lui avions prescrit, et quelques jours après son malade était guéri.

Confiez donc des individus atteints d'affections graves à des femmes aussi intelligentes que celle-là, et le résultat ne sera douteux pour personne.

Mais nous parlions des garde-malades : ajoutons donc que si l'on a le bonheur ou la bonne fortune de se procurer une garde-malade intelligente, elle mettra auprès du lit du malade, sur une table recouverte d'une serviette blanche, les divers médicaments à administrer, afin de pouvoir tout embrasser d'un coup d'œil rapide et de ne pas chercher. Qu'elle prenne bien garde de jamais confondre un remède pour l'usage externe avec un remède à administrer à l'intérieur. Le papier, la boîte ou la bouteille renfermant un médicament à employer à l'extérieur sont toujours revêtus, en France, d'un papier d'un rouge orangé sur lequel est imprimé en gros caractères noirs, ces mots : *Médicament pour usage externe.* Les Anglais ont poussé la précaution plus loin que nous; ils ont écrit sur cette même bande rouge le mot *poison*. Mais, comme tout le monde ne sait pas lire, ils ont ajouté *une tête de mort* et *deux os en croix*. Il n'y a plus chez eux d'erreur possible, et on ne saurait trop désirer de voir un fac-simile de leurs étiquettes introduit dans notre pays, surtout en présence des erreurs que l'on enregistre journellement, et qui causent bien souvent la mort.

Elle placera sous le lit ou dans la table de nuit, s'il y en a une, l'urinal et le bassin plat.

Elle respectera le sommeil des malades et ne les réveillera jamais, à moins d'indication pressante et formelle de la part du médecin, pour leur faire prendre ou un peu de tisane, ou une pilule ou une cuillerée de potion, comme nous avons eu occasion de l'observer tant de fois.

La garde-malade devra être douce, adroite, patiente, gaie, mais non bruyante dans sa joie, sobre, tempérante; et si, de plus, elle peut être pieuse, elle sera une garde-malade accomplie..... Hélas! il y en a bien peu qui réunissent toutes ces conditions, à moins qu'on ne les prenne parmi les religieuses.

S'il faut s'occuper attentivement, minutieusement du *physique* du malade, il faut bien se donner de garde de négliger son *moral.*

On ne doit pas prendre ou conserver devant lui un visage morne, triste, abattu, désolé. On ne doit pas parler devant lui de choses tristes, de maladies ayant eu une issue funeste, ni l'entretenir de mauvaises nouvelles; il faut au contraire avoir l'air calme, tranquille, lui faire entrevoir la perspective d'une prompte et solide guérison; lui inspirer un doux espoir, l'amener à de petites pratiques religieuses, lui faire réciter matin et soir quelques très-courtes prières; lui parler de temps en temps de la bonté et de la puissance de Dieu : et si la maladie doit avoir une issue funeste, le préparer doucement, prudemment, délicatement à la réception des sacrements de l'Église!..... Combien peu de gens savent s'y prendre pour préparer les malades à cette si importante affaire, la réception des derniers sacrements! Quelle que soit la classe de la société à laquelle ils appartiennent, ils sont embarrassés pour en arriver là; ils craignent d'épouvanter, d'effrayer les malades, de hâter leur fin!... Vaines terreurs!... il est toujours facile de faire comprendre aux malades que Dieu seul peut calmer instantanément leurs souffrances; que Dieu seul peut avancer le terme de leur guérison; que la science est impuissante à marcher aussi vite que Dieu, à pouvoir ce qu'il peut : et nul malade ne se refuse habituellement à croire des vérités semblables à celles-là. Rien d'ailleurs ne prédispose à la foi comme le recueillement que goûte l'âme dans une longue maladie! Ne craignez donc pas et ne tremblez pas ainsi, gens de peu de foi, votre démarche fera, en général, beaucoup de plaisir et beaucoup de bien aux malades. Rapportez-vous-en à notre vieille expérience.

Mais si, au lieu de se terminer d'une façon funeste, la maladie marche vers la convalescence, il y a encore ici des précautions à prendre, car une imprudence peut avoir la *mort* pour conséquence.

L'alimentation des convalescents devra être surveillée d'autant plus sévèrement, que dans les campagnes on ne se pique pas de sobriété, et qu'on se figure toujours que le médecin veut vous laisser mourir de faim.

On permettra du bouillon d'abord, puis des potages gras, des potages maigres, un peu de laitage; plus tard on accordera un œuf à la coque, quelques légumes herbacés, tels que épinards, chicorée, etc. On arrivera ensuite à faire prendre des viandes blanches, grillées ou rôties, et enfin, quand la santé sera à peu près parfaite, des viandes noires. On surveillera attentivement la boisson, qui dans les premiers temps consistera exclusivement en *eau sucrée*, à laquelle on ajoutera graduellement une ou plusieurs cuillerées de bon vin vieux rouge, jusqu'à ce qu'on soit arrivé à administrer un quart ou un tiers de cette liqueur pour trois quarts ou deux tiers d'eau. Nous recommandons instamment de procéder toujours avec beaucoup de prudence et de ménagement pour ce qui est de l'administration du vin.

Si l'on permettait aux cultivateurs doués d'un robuste appétit et condamnés à une diète datant déjà de loin; si on leur permettait, disons-nous, des mets à leur convenance, tels que lard fumé, jambon, salade, crudités, etc., dont ils mangeraient d'énormes quantités, on ne tarderait pas à voir survenir de nouveau des accidents de la plus haute gravité, des rechutes presque toujours mortelles. Les paysans n'ont-ils pas constamment sous leurs yeux des exemples, et des exemples nombreux pris parmi leurs amis, leurs connaissances, d'individus ayant succombé à des écarts de régime pendant la convalescence de maladies graves. Et malgré cela, il faut bien l'avouer, ils ne veulent pas croire qu'une indigestion puisse produire ces morts si rapides!

Il n'est pas besoin de vanter les bienfaits d'un air pur sur les convalescents. Nulle part, ailleurs qu'à la campagne, on n'est dans de meilleures conditions pour respirer un air pur, salubre, et sans cesse renouvelé. Il faudra ventiler les chambres des malades; puis, dès que leurs forces le permettront, les convalescents feront de petites promenades au milieu du jour, aux rayons d'un soleil vivifiant, mais ils prendront garde de se fatiguer et de vouloir entreprendre au delà de leurs forces; la courbature et la fièvre seraient le résultat de leur imprudence.

Les convalescents veilleront aux soins de propreté. Ils changeront fréquemment de linge de corps, de vêtements; et lorsque leur état de santé sera devenu plus satisfaisant, à l'aide de lotions ou de bains, ils dégageront la peau de toutes les impuretés dont elle est restée souillée pendant la maladie. Ces soins demandent beaucoup de circonspection.

Les hommes se raseront ou se feront raser.

Les femmes se feront peigner avec soin, avec prudence. Une femme ne doit jamais se hâter de sacrifier sa chevelure, même après une maladie de plusieurs mois; nous venons d'en avoir encore un récent exemple. Nous avons donné des soins à une jeune femme atteinte d'une pleurésie, pendant les derniers jours du mois de décembre 1860 : elle est restée en danger de mort jusqu'au mois de juin suivant, et elle n'a pu penser à sa chevelure que dans le courant du mois de juillet. Nous lui avions plusieurs fois déjà donné le conseil de se débarrasser de ce feutrage épais de cheveux qui s'était fait depuis six mois, et qui avait été imprégné de sueurs, de poussière, etc. Elle ne voulut rien faire sans prendre l'avis d'un coiffeur habile qui promit de lui conserver sa chevelure. Il n'a pas fallu moins de cinq séances de deux à trois heures chacune pour arriver à ce résultat merveilleux qui a été obtenu à notre très-grand étonnement. Quelques mois après, la chevelure de cette jeune femme était magnifique et ne semblait pas avoir souffert le moins du monde de la négligence dont elle avait été l'objet depuis si longtemps.

Enfin, dans la convalescence, on devra se livrer à quelque exercice non-seulement corporel, comme nous l'avons déjà dit, mais encore intellectuel.

On fera quelques lectures gaies, attrayantes, et on ne les prolongera pas trop.

On se livrera au charme de la conversation, et on en usera très-modérément. On recevra ses amis, ses parents, mais avec discrétion.

On évitera toutes les préoccupations morales, toutes les émotions de quelque nature qu'elles soient.

On ne se hâtera pas de reprendre une profession fatigante qui exige un grand déploiement de forces. A la suite d'une maladie grave et longue, on reste faible, très-faible même pendant longtemps, et on se trouve dans l'impossibilité de se livrer à un travail qui exige quelque vigueur. Il faut alors savoir attendre, et lorsque les forces seront suffisamment revenues, ne pas s'exposer à entreprendre au début un ouvrage trop considérable et trop pénible.

N'ayant pas assumé la tâche de faire un petit traité de médecine populaire, nous ne dirons rien ici des divers caractères auxquels on reconnaît telle ou telle maladie, ni des moyens à opposer à chacune d'elles pour en triompher. Ce sera l'affaire du médecin que les cultivateurs croiront devoir appeler lorsqu'ils seront malades. Ce que nous leur recommandons avec instance en terminant ce paragraphe, c'est de ne jamais se laisser guider par le bon marché et par le prix modique des visites de tel ou tel praticien; mais de choisir un médecin dans lequel ils aient confiance, et qui la mérite et par son caractère et par son talent.

§ III° DE L'HYGIÈNE DANS LES ÉPIDÉMIES.

En cas d'épidémies terribles, que l'on peut regarder comme autant de calamités publiques, c'est aux gouvernements qu'il appartient de faire connaître toutes les mesures sanitaires indispensables. Cependant, en dehors de ces moyens d'hygiène générale, il est quelques précautions particulières dont chaque individu doit user, et que nous allons tracer en quelques lignes.

1° On aura des soins de propreté excessifs; on changera fréquemment de linge de corps; on prendra quelques bains et on portera, si c'est possible, de la flanelle sur la peau. En temps d'épidémie, il ne faut pas se dessaisir de ses vêtements d'hiver, de ses vêtements de laine, avant que la saison d'été soit réellement très-avancée.

2° On s'efforcera de rendre les habitations aussi salubres que possible : on n'y laissera séjourner aucunes matières, ni aucuns produits, ni aucuns objets, ni aucuns animaux susceptibles de vicier ou d'altérer l'air.

Les fumiers qui se trouvent dans le voisinage des habitations devront être enlevés et portés au loin.

3° On aura un régime alimentaire très-convenable; on s'abstiendra des mets indigestes, des crudités, des salaisons, des salades de concombres, des melons de mauvaise qualité, des fruits encore verts. L'heure des repas sera parfaitement réglée. On ne commettra aucun écart de régime sous quelque prétexte que ce soit.

4° On prendra un exercice au grand air, exercice dont jouissent habituellement les cultivateurs, puisqu'ils travaillent durant tout le jour au dehors. Ils devront cependant éviter les fatigues excessives, l'humidité, les refroidissements. Ils se garderont de continuer pendant longtemps un travail insalubre et de séjourner au milieu du foyer épidémique si leurs occupations les appellent près du lieu ou dans le lieu même où la maladie sévit avec le plus d'intensité.

5° Toutes les passions qui exercent une influence si fâcheuse sur l'homme en bonne santé devront à plus forte raison déteindre sur lui en temps d'épidémie. L'ivrognerie, la luxure, la colère, etc., sont autant d'ennemis qu'il faut écarter avec soin ; car la satisfaction de ces brutales passions amène presque constamment des catastrophes épouvantables chez ceux qui se sont laissés asservir par elles.

6° Certains troubles de l'âme, et notamment la frayeur et la douleur, ne sont pas moins à redouter que les passions. Il faudra donc faire tous ses efforts pour être d'une gaîté calme et douce, et pour chasser l'ennui et la tristesse, s'ils essayaient de venir troubler la sérénité de l'âme.

7° En cas de peines et de commotions violentes, il ne faut pas hésiter d'appeler la Religion à son secours. Qu'on n'oublie jamais que la Religion est le grand remède aux grands maux, et qu'aucun n'est plus puissant et n'a un effet plus merveilleux que lui.

8° Ceux qui sont appelés à donner des soins aux malades, devront prendre toutes les précautions nécessaires afin de ne pas contracter ces maladies contagieuses. Ils devront rester le moins de temps possible, pendant la nuit surtout, près des personnes atteintes du fléau épidémique. Cependant il ne faut pas que la crainte et que la pusillanimité engendrent des actes coupables, ignobles même, et amènent ou déterminent l'abandon des malades. On ne saurait trop flétrir une semblable conduite.

9° On ne laissera jamais, sous quelque prétexte que ce soit, des enfants près d'individus aux prises avec ces affections épidémiques, et on ne les fera jamais séjourner pendant un certain temps dans les chambres des malades; car les enfants sont plus exposés que les adultes à contracter ces sortes de maladies.

Les épidémies les plus terribles qui puissent venir fondre sur l'humanité sont celles de choléra, de typhus, de fièvre typhoïde, de dyssenterie, de suette, de rougeole, de scarlatine, de variole, etc..... Il n'y a pas, à proprement parler, de préservatifs contre ces affreuses maladies.

Cependant la *rougeole* et la *scarlatine* peuvent être éteintes sur place au moyen des frictions graisseuses, c'est-à-dire qu'un enfant étant pris d'une de ces fièvres éruptives, on peut, en le frictionnant matin et soir dès le début de l'éruption, soit avec un morceau de lard, soit avec de l'huile d'olive, empêcher la maladie de se propager aux autres enfants de la même famille, et à ceux qui viendront le visiter. Il y a encore un autre avantage à employer ce mode de traitement; c'est qu'au lieu de garder les malades à la chambre pendant trente à quarante jours, on peut les faire sortir au bout de douze à quinze jours. Nous avons maintes fois expérimenté ce moyen à la Colonie agricole et pénitentiaire de Mettray; nous nous en sommes bien trouvé, et nous le recommandons parce qu'il y aura avantage à le vulgariser.

La *variole* a dans la *vaccine* un préservatif héroïque qui ne fait presque jamais défaut. Il faut donc que les habitants des campagnes se décident à faire vacciner leurs enfants dès leur bas âge : et pour entretenir l'action préservatrice du vaccin, nous leur donnons le conseil de recourir à la revaccination vers l'âge de treize à quatorze ans. Que les paysans se rassurent : le vaccin ne communique ni scrofules, ni phthisie, ni dartres, etc.; il ne donne pas non plus lieu au développement de la fièvre typhoïde, comme l'ont avancé ses détracteurs.

CONCLUSION.

Nous voici arrivé à la fin de ce petit traité d'hygiène du cultivateur, dans lequel nous nous sommes efforcé d'établir de la manière la moins étendue, la plus simple et la plus claire possible, l'ensemble des conseils si nombreux et si importants de cette science. Nous avons tenu à établir et à démontrer que cet enseignement pratique devait être basé sur la liaison intime de l'hygiène et de la religion.

Nous ne pensons pas qu'on puisse nous adresser le reproche d'avoir trop insisté sur les idées religieuses; car l'hygiène est impuissante, est une lettre morte sans la religion. Du reste, nous avons agi d'après de profondes et solides convictions.

L'hygiène et la religion doivent être, à notre avis, les deux guides de l'homme ici-bas; car ils lui apprennent à se conduire sagement afin de vivre longtemps!

Si l'homme met en pratique les préceptes de l'hygiène et de la religion, il en tirera donc une double récompense : une vie longue et heureuse en ce monde; une vie de jouissance et de félicité éternelle dans l'autre!

Quel homme serait assez insensé pour nourrir une autre ambition que celle d'être heureux en ce monde et en l'autre? Nous croyons avoir démontré que pour atteindre ce double but il fallait tout simplement vouloir; car *vouloir* c'est *pouvoir*.

TABLE DES MATIÈRES

DEUXIÈME PARTIE.

HYGIÈNE DE L'HOMME MALADE.

Tours. — Imp. de J. Bouserez.

www.ingramcontent.com/pod-product-compliance
Ingram Content Group UK Ltd.
Pitfield, Milton Keynes, MK11 3LW, UK
UKHW020150200726
13856UKWH00003B/926